" Ergänzende Anmerkung

Um dem Vorwurf der Irreführung zu begegnen, bitten wir nachfolgende Anmerkung zu beachten.

Wie wir auch schon in unserem Prospekt geschrieben haben, hat Herr Ohsawa außerordentlich viele Bücher hinterlassen, doch ist seine Ausdrucksweise oft asiatisch, einfach und philosophisch und wird vom westlichen Menschen gern zu wörtlich genommen, woraus leicht Mißverständnis und Fanatismus entstehen. Nur mit Vernunft und Instinkt kann man die wahre Größe der Lehre Ohsawas erkennen, aber wer einmal diese Erkenntnis gewonnen hat, wird sein ganzes Leben immer größeren Nutzen daraus ziehen.

Besonders die Objektivität der Naturwissenschaften hat Ohsawa mit seinem eigenen organischen Denkmodell umfaßt, daher mag seine Ausdrucksweise manchmal unlogisch und ungewohnt klingen, z. B. die Angabe, Frau Ohsawa habe in drei Tagen Epilepsie geheilt. Bei Ohsawa sollte man diese Ausdrucksweise so verstehen, daß in drei Tagen die Anfälle unterdrückt werden können. Ähnliche, sehr vereinfachte Aussagen Ohsawas sollten in gleicher Form ausgelegt werden, denn wenn geschrieben steht, daß etwas in zehn Tagen heilbar ist, gibt es die Möglichkeit, beruhend auf vielen Erfahrungen, daß die Beschwerden in zehn Tagen unterdrückt werden können und eine Linderung zu erreichen ist.

Auch für die bei den verschiedenen Krankheiten empfohlenen Nahrungsmittel ist dementsprechend, durch jahrelange Erfahrungen bestätigt, eine positiv wirkende Tendenz bzw. die Möglichkeit einer Linderung gemeint.

Wir bitten nochmals um eine gute und intuitive Überlegung sowie innere Einstellung und wünschen ein lehrreiches, einfühlsames Studium.

1 9 7 2

Alle Rechte vorbehalten

Copyright by

NAKAMURA OHSAWA-ZENTRALE
Düsseldorf, Münsterstr. 255

ISBN 3-924845-97-2

Inhaltsverzeichnis

		Seite
Einführung		2
Vorwort		3- 9
I. Kapitel	Ost bleibt Ost, und West bleibt West	10- 26
II. Kapitel	Es gibt 1001 Methoden, den Krebs zu heilen	27- 39
III. Kapitel	"Das Wunder" der Heilung	40- 51
IV. Kapitel	Die symptomatische Medizin und die grundlegende Medizin	52- 68
V. Kapitel	Kritik der symptomatischen Therapeutik	69- 92
VI. Kapitel	Die dialektische und praktische Medizin	93-122
VII. Kapitel	Das Konstante und das Nicht-Konstante	123-133
Anhang 1	Die Elemente der Dialektik Yin - Yang	134-135
Anhang 2	Die Erkältung	136-146
Anhang 3	Gerechtigkeit	147-164
Anhang 4	Vitamin C	165-177
Anhang 5	Das "physiologische" Herz wird immer vom "psychologischen"Herz getötet	178-181
Anhang 6	Die Nieren	182-188
Anhang 7	Das Atom existiert nicht mehr	189-192
Anhang 8	Yin-Yang sind die beiden Pole	193-196
Anhang 9	Die fernöstliche Philosophie im nuklearen Zeitalter	197-201
Anhang 10	Dr. Schweitzer	202-228
Anhang 11	Die Sexualität	229-244

Einführung

Ist der Krebs der Feind oder der Wohltäter der Menschheit?

Sollte man Krebskranken nicht besser empfehlen zu rauchen?

Georges Ohsawa

Jeder ist glücklich, ist er es nicht, so ist es seine eigene Schuld. (Epiktet)

Ihr Unglück ist das Barometer der Schuld, des Unrechts, das Sie durch Unwissenheit, durch Unkenntnis Ihres "Ichs", des Lebens, der Welt, ihrer Erscheinungsformen, ihres ewigen Wechsels zwischen Aufbau und Zerstörung, kurz gegen die Ordnung des unendlichen Universums auf sich geladen haben.

Das Unglück ist die "Auszeichnung", die jeder sich selbst zuerkannt hat - jeder, der in seiner Unwissenheit gegen die Ordnung des Universums sich selber vergöttert hat, egoistisch, egozentrisch, exklusiv und anmaßend ist, wie die Astronomen vor Kopernikus.

(G. O.)

Vorwort

Meine lieben Freunde in aller Welt!

Dieses kleine Buch habe ich zu Beginn meines zweiundsiebzigsten Lebensjahres auf dem schmalen Pfad, den ich nun seit fünfzig Jahren allein emporsteige, geschrieben. Es ist mein siebentes französisches Buch und dient wieder dem gleichen Zweck, dem gegenseitigem Verständnis von Ost und West. Immer und immer wieder bemühe ich mich, Ihnen die östliche Mentalität, so wie auch die der anderen Kolonialvölker, begreiflich zu machen, die Mentalität, die Lévy-Brühl die "Mentalität der Primitiven" nannte. Wie heute die Dinge liegen, wird diese Mentalität bald verschwunden sein. Überall sind die Primitiven von den Zivilisierten bedroht, wie die Indianer Amerikas, ausgelöscht oder aufgesogen zu werden.

Die primitive Mentalität ist ohne Zweifel einfach, kindlich, mitunter sogar lächerlich. Aber sie ist im Besitz einer schönen, tiefen und praktischen Erkenntnis, einer den Zivilisierten unbekannten Erkenntnis, einer unendlich einfachen, dialektischen Philosophie, zu der nur die zwei antagonistischen Worte nötig sind: Yin und Yang. Diese Philosophie ist ein zusammenfassendes Weltbild, in dem alle Wissenschaften und Techniken des Fernen Ostens ihren Ursprung haben. Alle Wissenschaften und Techniken finden in einem einzigen Wort ihre Ausdrucksform: das Einzige Prinzip. Die Medizin z.B. ist nur eine Anwendung dieses Einzigen Prinzips, nach dem uns alles unter zwei entgegengesetzten Gesichtspunkten erscheint.

Der dialektische Monismus war in Europa wohlbekannt, sogar zweitausend Jahre vor Christus (die keltischen Druiden, u. a.). Er ist auch bis zur heutigen Zeit noch niemals vollständig zerstört worden. Der Hauptgrund seines Niedergangs war die falsche Auslegung der Religion Jesu, das Christentum, das sich ausgesprochen dualistisch auf zwei Naturen aufbaut: das Gute und das Schlechte - Gott und der Teufel - die Materie und der Geist - Seele und Körper. Thomas von Aquin war ein ausgesprochener Dualist ("In der Welt gibt es niemals zuviel des Guten"). Hegel studierte und lehrte die paradoxe Dialektik. Ein Schüler Hegels hat diese Dialektik benutzt, um seine soziologische Theorie zu untermauern. Den Schülern von Marx ist es gelungen, mit Hilfe dieser logischen Dialektik eine mächtige Gesellschaftsordnung aufzubauen. Und endlich ist es den Schülern dieser Schüler gelungen, die ersten "Sputniks" herzustellen.

Aber noch niemand hat versucht, diese Dialektik auch da anzuwenden, wo es sich um die Erkenntnis des Lebens selbst handelt. Immer ist im Westen die Biologie, die Biochemie, die Physiologie, die Medizin am Rande des Lebens geblieben. Die Wissenschaften studieren nur den Aufbau des Lebendigen; sie ziehen nur Nutzen aus den physikochemischen Erkenntnissen, niemals gehen sie über das Niveau der Elektronen hinaus. Aber das Leben ist viel tiefer als der Bezirk der Elektronen. Aber die Philosophie des Fernen Ostens, die die Biologie, die Biochemie, die Physiologie, die Bodenkultur, die Zoologie und die Medizin auf einen Nenner bringt, lehrt uns, wie man alle von der westlichen Medizin als "unheil-

bar" erklärten Krankheiten heilen könnte;und
das durch eine als paradox erklärte Methode,
ohne blutige Operation, ohne chemische Produkte, allein durch die richtige Wahl der
täglichen Nahrung nach dem Gesetz des Universums - durch die makrobiotische Lebensweise.

Viele von Ihnen haben den Weg der Makrobiotik verfolgt; sie hat mehrere von Ihnen
geheilt, die die anerkannte Medizin als
"Unheilbare" verurteilt hatte. Einige von
Ihnen haben ihr Wissen weitergetragen und
viele gerettet. Obwohl in Frankreich, in
Belgien, in Deutschland, in Amerika große
Häuser unsere makrobiotischen Nahrungsmittel
verkaufen, fährt die Medizin fort, unsere
makrobiotischen Erfolge totzuschweigen, obgleich sie sich die Wirksamkeit und Nützlichkeit der Akupunktur, die ich vor 35 Jahren
nach dem Westen gebracht habe, zu eigen
gemacht hat. Zweifellos beruht das darauf,
daß die Akupunktur eine symptomatische
Therapie ist, so einfach zu erlernen, daß
man sie anwenden kann, ohne das Einzige
Prinzip in seiner ganzen Tiefe zu erfassen.
Das gleiche gilt für die Massage und die
Moxation, auch sie sind symptomatische Heilweisen, sehr einfach, leicht zu erlernen und
gefahrlos in der Anwendung. In Japan allein
gibt es viele Tausende von Akupunkteuren. In
China einige Hunderttausend. Fünftausend in
Europa, die meisten in Frankreich und Deutschland. Es sind jetzt ungefähr sieben Jahre,
daß man überall, besonders auch in den Zeitungen, über sie spricht. Kürzlich ist im
"Planète" (13) ein langer Artikel erschienen:
"Eine andersartige Heilkunst: Die Akupunktur".

Die Kunst des Blumensteckens, Judo, Bonkei
(Naturlandschaft en miniature), überall sehen

Sie die Anwendung des Einzigen Prinzips Yin-Yang, wie ich es vor vierzig Jahren in Paris lehrte; heute sind es viele, die darum wissen. Auch der Anbau von Reis war vor vierzig Jahren in Europa völlig unbekannt, heute erzeugt Frankreich 300 000 000 kg im Jahr. Überall kann man Säcke von 50 kg kaufen, vor vierzig Jahren bekam man ihn nur in kleinen Päckchen von 50 gr. Ich mußte damals ungefähr 100 im Monat kaufen. Wie schwierig war es doch damals, einen Lebensmittelladen zu finden, in dem ich das erhalten konnte, was ich für meinen täglichen Bedarf brauchte.

Aber alles ist dem Wechsel unterworfen! Die Zeiten ändern sich!

Heute gibt es in Paris mehrere makrobiotische Restaurants, in denen man Vollreis essen kann, auch in New York, in Los Angeles, ja, sogar im Lande der Wikinger, in Stockholm! Warum aber nur erkennt die ärztliche Wissenschaft die Makrobiotik nicht an, und warum empfiehlt sie sie nicht? Will sie ihr Gesicht nicht verlieren?.....

Aber was kommen muß, wird auch kommen. Und das, was gekommen ist, das ist eben der Krebs. Heute sieht man in ihm den größten Feind des westlichen Menschen, aber nach der dialektischen Philosophie, nach der Philosophie des ewigen Glücks, der unendlichen Freiheit, der absoluten Gerechtigkeit ist der Krebs in Wirklichkeit der größte Wohltäter der Menschheit. Es ist gerade der Krebs, der die schreckliche und katastrophale Schnelligkeit, mit der unsere Zivilisation dem Ende des Dualismus zufliegt, abbremst!

Wenn die Wasserstoffbombe uns daran hindert, daß wir uns völlig nutzlos gegenseitig umbringen, dann ist es der Krebs, der uns aus der wissenschaftlichen und technischen Sackgasse der Zivilisation rettet, einer lebens- und weltfremden, ungeistigen Zivilisation, die die absolute Gerechtigkeit, die doch das ganze Universum erschafft und regiert, nicht kennt.

Sie alle, in Europa und in den U.S.A., kennen Kranke, die sich selbst und andere geheilt haben, indem sie die dialektische Philosophie studierten und in Anwendung brachten. Oft waren ihre Krankheiten, ob es sich um Krebs oder andere körperliche oder geistige Leiden handelte, als "unheilbar" erklärt worden. Außer ihrer Gesundheit haben sie auch noch die unendliche Freiheit, das ewige Glück und die absolute Gerechtigkeit gefunden, wonach die Menschheit seit Tausenden von Jahren sucht.

Das Ziel der fünf großen Religionen der Menschheit, Religionen, die der Osten schon vor Tausenden von Jahren kannte, scheint mir vor allem die Rettung des Menschen von seinen <u>vier großen physiologischen Leiden</u> (Lebensangst, Angst vor Krankheit, Angst vor dem Alter und Todesangst) zu sein. Das heißt streben nach Gesundheit, Jugend und langem Leben, kurz nach der fundamentalen Grundlage unseres Glückes und unserer Freiheit. Doch im Verlauf der Jahrhunderte sind die Religionen in die Hände einer berufsmäßigen Geistlichkeit gefallen, von Phonographen, die mit den heiligen Worten Handel treiben. Es ist wahr, es gibt Weise, die um die aufbauenden Ziele der Religion wissen, aber unglücklicherweise sind sie weltfremd, wenn es sich um das praktische Leben handelt.

Hier haben Sie den Grund, warum ich dieses kleine Buch geschrieben habe: seit fünfzig Jahren studiere und lehre ich das Einzige Prinzip der dialektischen Philosophie, jetzt glaube ich, daß die Zeit gekommen ist, daß ich mich an den westlichen, denkenden Menschen wenden, ihn auffordern kann, ebenfalls diese paradoxe, kindliche Logik zu studieren, die anscheinend zu einfach, aber doch sehr praktisch und wirksam ist, wenn man sie im täglichen Leben anwendet.

Man weiß, daß sich unsere wissenschaftliche und technische Zivilisation und mit ihr die gesamte Menschheit am Rande einer Katastrophe befindet! Die nebelhafte Unsicherheit, die politische, soziologische und physiologische Furcht, die Angst vor schrecklichen Verbrechen, unheilbaren Krankheiten, vor allem vor dem Krebs beherrscht den modernen, zivilisierten Menschen vollkommen.

Ohne Zweifel ist es der Zivilisation gelungen, diese Welt der Sklaverei und des Elends zu revolutionieren und eine glänzende wissenschaftliche und technische Zivilisation zu schaffen. Sie ist ohnegleichen und ohne Beispiel in der Geschichte der Menschheit. Wir müssen sie bewundern und lieben.

Aber "je größer die Vorderseite, um so größer auch die Kehrseite"! Diese herrliche Zivilisation und mit ihr die ganze Menschheit lebt in einer ständigen Bedrohung, in einer ständigen Explosionsgefahr. Jeden Augenblick können wir alles verlieren und als Pulver in die Luft fliegen!

Wie furchbar ist das und wie schade!

Was aber sind die Ursachen dieser Selbst-
Zerstörung? Die wissenschaftliche, technische,
mächtige, gigantische Zivilisation, in ihrer
ungeheuren Spannweite eilt mit erschreckender
Schnelligkeit, die sich noch ständig steigert,
durch die Finsternis eines unbekannten und
über seine Ufer tobenden Ozeans. Die Besatzung dieses großen Frachtschiffes besitzt
alle Präzisionswerkzeuge, um den richtigen
Weg zu bestimmen. Aber ach, die Werkzeuge
allein finden nicht das erhoffte Ziel...
Doch unter den Tausenden von Passagieren des
Frachters ist ein sehr alter Orientale, er
kennt den richtigen Weg, er weiß ihn nach der
Stellung der fernen Gestirne zu finden. Freiwillig bietet er seine Dienste an, genau wie
es die alten Sternkundigen taten. Seit vielen
Jahren studiert er ein jahrtausende-altes
Sternensystem. Nach dieser Astronomie konnten
die beiden gelehrten Franzosen Biot, Vater
und Sohn, die Sonnenfinsternisse für 4 ooo
Jahre vorausbestimmen. Aber diese Lehre
bietet noch mehr Vorteile: der alte See-
fahrer kann nicht nur seine Astronomie anbie-
ten, sondern offenbart auch sein Wissen über
einen sicheren Weg zum ewigen Glück, zur unendlichen Freiheit und zur absoluten
Gerechtigkeit, der alles Unglück in Glück
verwandeln kann. Noch mehr: er lehrt die
Bestätigung dafür, daß je größer das Unglück
ist, um so größer das Glück sein wird.

Bitte, kritisieren Sie mich, jede Kritik
wird voll Freude entgegengenommen.Ich stehe
Ihnen voll und ganz zur Verfügung, um Ihnen
alle Belehrungen über diese philosophische
und physiologische Bewegung in Nippon,das dem
Fremden so wenig zugänglich ist, zu geben.

I. Kapitel

OST BLEIBT OST, UND WEST BLEIBT WEST

Wir haben die gesamte herrliche, glänzende, verführerische, wissenschaftliche und technische Zivilisation des Westens in unserem Lande eingeführt. Nun sind wir daran, demütig, das Wesen unserer eigenen Zivilisation anzubieten; sie ist keineswegs glänzend, nein, vielmehr unsichtbar und dunkel, theoretisch und philosophisch. Sie ist ein bescheidenes Geschenk: das Einzige Prinzip, die praktische Dialektik für jedermann. Sie befähigt jeden, alle Gegensätze zu verwandeln und aufzulösen. Sie ist die Wunderlampe Aladins.

Die letzte Festung der fernöstlichen Zivilisation, das "unbesiegbare" Nippon, das mächtig geworden war, weil es sich die westliche Zivilisation nutzbar gemacht hatte, mußte sich den beiden ersten Atombomben ergeben. Mehr als 318 000 Zivilisten wurden in den beiden Städten am Pazifik Hiroshima und Nagasaki in wenigen Sekunden auf unmenschliche Weise getötet. Einige Millionen wurden durch Strahlung verseucht und verstümmelt, Tausende sterben heute noch jedes Jahr. Jeder Anfang hat ein Ende !

Die orientalische Zivilisation stand auf einer moralischen Höhe, das zeigt die Kampfweise Gandhis. Aber das unbesiegbare Nippon, der beste Schüler der westlichen Zivilisation, hatte 30 Jahre daran gearbeitet, sich die westliche Zivilisation zu eigen zu machen. General Tojo, der Befehlshaber der einfachen

und fanatischen Soldaten, wollte zeigen, daß
der beste Schüler der westlichen Zivilisation
seine Lehrmeister überflügelt hatte. Das war
Arroganz, Anmaßung. Er hatte die östlichen
Lehren seiner jungen Jahre vergessen, die
Strategie Song-tses: die Kampfweise der Liebe.
Die vollkommene Niederlage des unbesiegbaren
Nippons hat in unserer ganzen Geschichte nicht
ihres Gleichen. Als Folge davon haben wir
freiwillig und für immer auf militärische
Macht verzichtet.

Das unbesiegbare Nippon gibt es nicht
mehr. Alles wechselt, alles vergeht in dieser
relativen Welt der Vergänglichkeit. Nichts
ist beständig, nichts ist ewig, mit Ausnahme
einer einzigen Regel: das Gesetz aller Wandlung - Yin-Yang.

Im Gegensatz zu Japan haben die Vereinigten Staaten von Amerika gesiegt. Aber wozu?
Um in noch viel ernstere und größere Schwierigkeiten als den Krieg zu geraten. Die
Vereinigten Staaten sollen 60 000 Wasserstoffbomben hergestellt haben, die Sowjetunion 30 000; mit diesen 90 000 Wasserstoffbomben kann man die gesamte Menschheit
75-mal vernichten. Eine solche Sachlage läßt
die Aussicht auf einen dauerhaften Frieden
noch viel unmöglicher erscheinen als während
des Krieges. Dieser Friede ist der Friede
des Todes. Setzt man diese Mordwerkzeuge,
wie sie noch nie da gewesen sind, in Bewegung,
ist das der Selbstmord der ganzen Menschheit
mit wenig Ausnahmen.

Aber neben diesen strategischen Schwierigkeiten gibt es noch biologische, physiologische, geistige und moralische: Krebs,
Diabetes, Herzerkrankungen, Kreislaufstörun-

gen, Geisteskrankheiten und vor allem ein Verbrechertum, das an Bedeutung die körperlichen Erkrankungen noch übertrifft. Dafür gibt Amerika 300 Dollar jährlich pro Kopf aus (die Ausgaben der Regierung für öffentliche Einrichtungen sind hier nicht einbegriffen): Die Gesamtsumme beträgt 54 000 000 000 Dollar. Trotzdem steigt die Zahl der Kranken mehr und mehr, ja, es erscheinen neue Krankheiten, deren Mehrzahl der Behandlung und den Arneimitteln zugeschrieben werden muß. Man nennt sie iatrogene Krankheiten.

Hier liegt der Grund, warum der Mensch und vor allem der zivilisierte Mensch so unglücklich unter dem ständigen Druck der Unsicherheit und der Furcht lebt. Es gibt keine Hoffnung, die nicht auf eine dauerhafte Gesundheit aufgebaut ist.

Zweifellos hat die ärztliche Wissenschaft ungeheure Fortschritte gemacht. Es ist noch nicht viel länger als 150 Jahre her, daß Francois Quesney sie aus den Barbierläden befreit hat. In dieser Zeit ist sie weitergekommen als in den 2 300 Jahren, die seit Hippokrates vergangen sind. Das muß zugegeben werden. Überall finden wir große Krankenhäuser, und ihre Zahl wächst unaufhörlich. Aber es muß ebenso zugegeben werden, daß die Zahl der Kranken und der neuen Krankheiten gleichzeitig auch zunimmt. Und außerdem: der Krebs ist und bleibt unbesiegbar! Und tatsächlich sind die anderen Krankheiten ebenso unbesiegbar. Die westliche Medizin ist der Meinung, daß sie eine Krankheit geheilt hat, wenn die Symptome oder die Resultate verschwunden sind; um die Ursachen der Krankheit kümmert sie sich nicht. Es sind aber nicht die

Mikroben oder die Viren, die eine infektiöse
Krankheit verursachen: es gibt eine natürliche Immunität gegen alle fremden Organismen.
Warum aber hat der Kranke seine natürliche
Immunität verloren? Hier liegt die Ursache
der Krankheit. Warum sucht die westliche
Medizin nicht nach dieser Ursache? Liegt das
an der Mentalität der Zivilisierten? Auf jeden Fall ist das unbegreiflich!

Die schwarzen Wolken der Unsicherheit und
der Furcht, die den ganzen Horizont des Menschen verdunkeln, sowie die unbesiegbaren
Krankheiten (Geisteskrankheiten und Verbrechen), die sich mit Riesenschritten weiter verbreiten, zwingen uns zum Nachdenken
über die symptomatische Medizin, die wir uns
Hals über Kopf seit ungefähr einem Jahrhundert zu eigen gemacht haben. Wir denken hier
auch über unsere eigene Zivilisation nach,
nach der wir Tausende von Jahren gelebt haben,
und die wir wie Kinder beim Zusammentreffen
mit der glänzenden Zivilisation des Westens
aufgegeben haben, dieser Zivilisation der
Technik, der Gewalt, der Bequemlichkeit und
des Vergnügens. Von vielen Gesichtspunkten
aus, war unsere Zivilisation genau das
Gegenteil der westlichen Zivilisation. Der
treibende Motor der westlichen Zivilisation
ist der Wille, unsere durch den Geist und
das Gefühl erweckten Wünsche zu befriedigen.
Der Motor der östlichen Zivilisation hingegen
ist der Wille, das "Ich" zu verwirklichen, die
Persönlichkeit zu vervollkommnen, die Bedeutung und den Wert des Lebens, der Welt und
des Universums zu erkennen und zu verstehen.
Das wird erreicht, indem wir alle unsere
kleinen, ach, so vergänglichen Wünsche und
Vergnügen, die uns durch alle Schwierigkeiten
dieser relativen Welt und ihre sentimentale

Traurigkeit begleiten, überwinden. Man erblickt darin die absolute Gerechtigkeit, die in Wirklichkeit das ewige Glück und die unendliche Freiheit ist. Der "westliche" Weg ist der leichte Weg; der andere ist der sehr schwere, schmale Pfad.....

Die Unsicherheit und die Furcht haben unseren ganzen Horizont verdunkelt. Sie haben unsere Wissenschaft und unsere Technik an das Ende einer Sackgasse geführt. Wenn der alte Verfasser dieser Zeilen darüber nachdenkt, ist er voll tiefen Bedauerns. Er erinnert sich der Worte der Weisen des Ostens, die vor Tausenden von Jahren auf diesem Planeten lebten und heute noch in ihren Worten lebendig sind. Diese Worte schenken uns das Licht, den Mut und die Hoffnung. Diese Weisen waren die wirklich freien Menschen: Lao-tse, Song-tse, Buddha, Nagarjuna....

Da ich mit zehn Jahren Waise wurde und arm war, konnte ich die Lehren der (modernen, offiziellen) Zivilisation in meiner Jugend nicht in mich aufnehmen. Tatsächlich war das mein Glück. (Ich bewundere die Armut, die Schwierigkeiten; sie allein geben uns Stärke, Hunger und Durst nach der Gerechtigkeit!) Ich gab mir Mühe, alle traditionellen Weisheiten, die in jenen Tagen noch im täglichen Leben dieses kleinen Landes am östlichen Ende der zivilisierten oder kolonisierten Welt lebendig waren, in mich aufzunehmen.

Je größer die Vorderseite, um so größer auch die Kehrseite! Je größer das Unglück, um so größer auch das Glück! Haben Sie eine der furchtbarsten Krankheiten (z.B. Leberkrebs) können Sie sicher sein, daß Sie auf die wunderbarste Weise gerettet werden können.

Hier ein Beispiel unter tausenden: Ich selbst war einer der Elendesten, zehn Jahre alt, ganz allein auf der Welt, besessen von dem Wunsch, die westliche Zivilisation kennenzulernen. Heute bin ich eine Seltenheit: einer der am stärksten traditionsbewußten Japaner, der mehr als 20 Jahre im Westen gelebt hat.

"Unglücklicherweise" wurde ich zu meinem Glück mit 18 Jahren von der westlichen Medizin aufgegeben. Auch ich litt wie meine mit 30 Jahren gestorbene Mutter, wie mein jüngerer Bruder, der mit 16 gestorben war, wie meine beiden kleinen Schwestern an Lungentuberkulose. Meine Familie war eine unter tausenden, die alle verschwunden sind, weil sie sich der neuen exotischen Lebensweise nicht anpassen konnten. Aber mit 20 Jahren habe ich mich selbst gerettet, Dank der praktischen Lehren der alten Weisen, der freien Menschen, und besonders Dank der einzigartigen Philosophie, der Mutter aller orientalischen Wissenschaft und Technik. Hier gilt das gleiche für Jesus, auch seine Lehren waren gleichzeitig Heilmittel für Körper und Geist, die richtige Medizin, um glücklich zu werden. Da wir aus Körper und Seele bestehen, da die Materie und der Geist die beiden Seiten unserer einzigen Existenz sind, können wir gegen die Krankheit vorgehen, indem wir sie von diesen beiden Seiten aus angreifen. Die Behandlung der materiellen Seite ist natürlich sehr leicht, aber symptomatisch und führt niemals zu einem Ende, während die Behandlung des inneren Menschen, der Persönlichkeit oder des Geistes, sehr schwierig, aber von Grund auf ist und sehr oft durch Wunder bewirkt wird. Das ist die Ursache, warum Jesus so viele als "unheilbar" erklärte Kranke so rasch durch seine Wunder geheilt hat.

Die goldene Heilkunst Jesu ist "bete und faste", das ist auch die fundamentale Technik aller Schulen, die uns den Weg zum Reich des ewigen Glückes, der unendlichen Freiheit und der absoluten Gerechtigkeit lehren. Heute wie vor Tausenden von Jahren bestehen diese Schulen noch in allen asiatischen Ländern: Buddhismus, Taoismus, Shintoismus, alle Philosophien Indiens, alle traditionellen Religionen haben ihre Schulen. Den Meistern dieser traditionellen, religiösen, morali - schen, philosophischen oder kultischen Schulen ist es nicht erlaubt, krank zu werden, noch irgend eines gewaltsamen Todes zu sterben, sei es durch Mord, Unfall oder durch irgend eine andere Ursache. Wie entsetzt war ich, als ich die katholischen und protestantischen Krankenhäuser in Europa, in den Vereinigten Staaten, in Afrika, in Indien besuchte: alle behandeln sie nach der Therapie der offiziellen "wissenschaftlichen" Medizin! Welche Schande! Sie setzen mehr Vertrauen in die Kraft der Medikamente und der ärztlichen Behandlung als in die Allmacht ihres Gottes. Wenn die Religion uns nicht die Gesundheit garantiert, die Grundlage unseres Glückes, dann halte ich sie für eine Lügnerin oder für "Opium". Alle großen Religionen des Fernen Ostens garantieren uns das unmittelbare Glück hier in dieser Welt, nicht erst im Paradies. Wenn es eine gibt, die das nicht kann, dann ist sie eine falsche Religion, die auf Täuschung aufgebaut ist, sie ist nur ein Aberglaube.

"Vivere parvo!", das ist eine andere Ausdrucksweise für "bete und faste". Im praktischen Leben bedeutet "vivere parvo" unabhängig

sein von allem, was nicht sofort und unbedingt
notwendig ist, "man soll nicht mehr essen und
trinken, als man unbedingt zum Leben braucht"
(die Quantität verändert die Qualität), "man
soll in genügender Quantität alles nehmen, was
man unbedingt nötig hat und nicht mehr". Wenn
Jesus, Buddha, Lao-tse uns doch diesen Weg
des Glückes und der absoluten Gerechtigkeit
gelehrt haben, warum kann er nicht allen die
absolute Gesundheit garantieren? Die Wissenschaft und Technik ist die einzige Religion,
die der Westen geschaffen hat, sie führt uns
einen dem unsrigen völlig entgegengesetzten
Weg: Leben in Überfluß, im Vergnügen, in der
unbegrenzten Befriedigung aller unserer durch
die Sinne, die Gefühle, durch die Wirtschaft
erzeugten Wünsche. Sie ist die Verwirklichung
der Unersättlichkeit, der tollen Gier und Gefräßigkeit des Menschen. Das ist der Grund,
warum alle traditionsgebundenen Weisen des
modernen Orients gegen die westliche Zivilisation sind: Gandhi, Aurobindo, vor allem
Tagore.... Tensin Okakura, Mao-tse-tung;
und alle die nicht akademischen und nicht
offiziellen großen Meister im heutigen Japan:
M. Taniguchi, S. Yasuoka, I. Tsuneoka u.s.w.

Dr. Francois Magendie hat geschrieben:
Gäbe es keine Medizin und keine Hebammen,
wäre der Mensch sehr viel glücklicher.
Henri Thoreau war ebenfalls ein Gegner der
Zivilisation, wie Rousseau, Carpenter und
andere....

Käme Jesus wieder in diese Welt des Überflusses und der Überschreitungen, in der man
nur ißt und trinkt, um seine sinnlichen Begierden zu befriedigen, wäre er entsetzt, und
ich bin sicher, er würde sofort alle Kirchen
zerstören und alle Mönche, die "dick wie die

Mönche" sind, verjagen. Stiege er herunter
auf die fünfte Avenue in New York und würde
er in der letzten Nummer die große medizinische Reportage lesen, in der gesagt wird, daß
2o % der Kranken durch Medizin krank geworden
sind, würde er laut ausrufen: "Nein! Nicht
2o %, es sind 1oo %! Ihr alle esst zu viel
und trinkt zu viel, Ihr esst die Erzeugnisse
fremder Länder und das noch außerhalb der
Jahreszeiten! O, Ihr Söhne und Töchter von
Schlangen! Ihr betet: "Unser täglich Brot
gib uns heute", und Ihr esst auch nicht das
kleinste Stückchen Brot, ohne daß Ihr ein
Riesenbeefsteak dazu haben müßt, eine Unmenge
Eiscreme, Kaffee, fremdländische Früchte und
viele andere Dinge. Was Ihr Brot nennt, ist
durch Hefe aufgetrieben, aus künstlich ge-
bleichtem, sterilem, chemischem und allzu
feinem Mehl. Wollt Ihr Selbstmord begehen?
Wollt Ihr denn so schnell wie möglich und um
jeden Preis in die Hölle kommen? Versteht Ihr
denn gar nichts, seit Ihr so anmaßend, so
töricht, so wahnsinnig? Ihr habt die Bedeu -
tung der Ordnung des Universums verloren!
Lernt Selbsterkenntnis! Gesteht es ein:
"Mea culpa"!

Die Unsicherheit, die Furcht, die Angst
vor Gefahren, die die heutige Zivilisation,
die Herrlichkeit der Wissenschaft und der
Technik beherrschen, sind dem König Midas
vergleichbar. Die westliche Zivilisation ist
im Besitz der beinahe vollkommenen Materialisation. Aber die absolute Materialisation ist
die vollkommene Erstarrung oder der Tod. Und
doch ist das Leben die unendliche Beweglich-
keit. Das Leben ist die ewig währende und
unaufhörliche Verwandlung in Übereinstimmung
mit der Ordnung des ewigen Universums. Die
physiologische Krankheit ist die Entmateriali-

sierung unseres Körpers. Die Entmaterialisierung wird durch den Verlust der Ordnung in der Materialisation hervorgerufen.

Lao-tse sagt: "Aus eins wird zwei, aus zwei wird drei und aus drei wird alles!" Ich will für Sie Dolmetscher sein. Er sagt: "Ein Unendliches, der Beginn ohne Anfang, erzeugt zwei Pole Yin und Yang, sie sind ewige Antagonisten, die sich unaufhörlich stark anziehen, da sie Antagonisten sind; treffen sie aufeinander, kämpfen sie verzweifelt, eben weil sie Antagonisten sind. Aber aus ihrem ersten Zusammentreffen wird der dritte Antagonist geboren, der sich seinem Vater ebenso widersetzt, wie seiner Mutter, da er weder Yin, wie seine Mutter, noch Yang, wie sein Vater, ist. Dieses Zusammentreffen der Antagonisten Yin und Yang ist der Ursprung allen Seins. Alles, was danach entsteht, muß notwendigerweise antagonistisch sein, mehr oder weniger vielfältig, mehr oder weniger verschieden. Hier liegt der Grund, warum das Leben so unterhaltsam, so voll von Konflikten ist, eines steigt, das andere fällt, das Erste wird zum Letzten, der Stärkste wird der Schwächste, und der ewige Krieg hat in Hölle oder Tod Anfang und Ende. Das ist das Leben des Menschen in der endlichen Welt.

Doch in der Natur ist alles vollkommen anders. Zwei Pole Yin und Yang erzeugen den Elektro-Magnetismus. Dieser erzeugt die präatomare Materie, die sich zu Atomen verdichtet. Diese ersten Atome vervielfältigen sich. Die vervielfältigten Atome scheinen uns die Durchgänge der einen Art von Atomen zu einer anderen zu sein. Die Atome endlich ordnen sich in verschiedene Moleküle ein, und diese wieder ordnen sich nach der universalen

Ordnung des unendlichen EINS. Es gibt keinen Streit. Alles geht gut, leicht und natürlich vor sich. Das ist das einzige Gesetz Yin - Yang, das einzige Prinzip in der Philosophie des Fernen Ostens. Wendet man im täglichen Leben dieses Einzige Prinzip an, gibt es keine Konflikte, keine Unsicherheit, keine Angst überall und für immer. So leben die Pflanzen ohne zu sprechen, ohne zu schreien im Frieden. Im allgemeinen leben auch die Tiere im Frieden, sie haben wohl vorübergehende, freundschaftliche Zwistigkeiten, aber niemals einen systematischen Krieg, der auf die vollkommene Vernichtung des Feindes hinzielt, auch nicht auf den Totschlag von Millionen und endlich auf die Sterilisation des Planeten. Die orientalische Zivilisation behandelt die Dinge keineswegs nach der Art der westlichen Zivilisation. Letztere hat eine ideale Welt vor Augen, in der man alle seine sensoriellen Wünsche nach eigenem Gutdünken erfüllen kann. Die östliche Zivilisation erstrebt eine Gesellschaft, in der man in völliger Übereinstimmung mit der Ordnung des Alls, mit dem Gesetz Yin und Yang, leben kann. Die Künste, die Religionen, die Philosophien sind die Blüten der östlichen Zivilisation, während Gewalt, Technik, Weltherrschaft die Blüten der westlichen Zivilisation sind und die Frucht dieser Blüten ist die Wasserstoffbombe.

Es ist wahr, daß die Orientalen und vor allem die Japaner seit einem Jahrhundert das Einzige Prinzip aufgegeben und vergessen haben. Es gibt in Japan keine einzige öffentliche Schule mehr, in der man das Einzige Prinzip Yin-Yang lehrt. Ehemals lehrten es seit Tausenden von Jahren alle Schulen. Das Leben selbst wurde als eine große Schule angesehen, deren Ziel es war, das Einzige Prinzip zu lehren.

Die chinesischen Schriftzeichen, die zur Bezeichnung der westlichen Zivilisation gebraucht werden, sind falsch angewandt. Diese Schriftzeichen bedeuten "die durch das Licht der Philosophie (das Einzige Prinzip, das alle Gegensätze in Ergänzungen verwandelt) erhellte Welt". Die westliche Zivilisation müßte vielmehr durch die Zeichen dargestellt werden, die bedeuten "die Welt, die durch das Licht der Technik (Materialismus, Dualismus, Atheismus) erhellt ist".

Die dunklen Wolken der Unsicherheit, der Furcht, der Viren, des Krebses, der Geisteskrankheiten u.s.w. zeigen sich an allen Horizonten der westlichen wissenschaftlichen und technischen Zivilisation. Sie kann diese Wolken nicht einer fremden und feindlichen Herkunft beschuldigen, also daß sie von einer anderen Außenwelt kommen. Sie hat sie selbst entwickelt, besonders den Krebs. Man könnte fast sagen, der Krebs ist der zivilisierte Mensch, die Zivilisation selbst! Aber weder der moderne Mensch noch die Zivilisation sind fähig, ihre eigenen Fehler zu erkennen. Warum wohl? Weil diese Fehler zu groß sind! Und was sind es für Fehler? Dualismen, analytische, mechanische, materialistische und egozentrische Dualismen.

Seit Aristoteles und besonders seit Descartes hat man die immateriellen Probleme außer acht gelassen. Man hat sich nur noch mit der Materie beschäftigt, man übersah mehr und mehr alles, was nicht "Materie" war, bis man die Existenz davon vollständig vergaß. Endlich glaubte man, daß man alle Probleme

lösen könne, wenn man durch Analyse alle
Bestandteile fände.

Aber Chemie und Physik mußten die Entdekkung machen, daß die chemischen Moleküle
keineswegs die letzten Bestandteile dieser
Welt waren; noch mehr, daß es auch die Atome
nicht waren, obwohl man das tausendfach als
endgültig erklärt hatte. Man mußte erkennen,
daß die Atome und die präatomaren Teilchen,
aus denen sie bestehen, aus der Energie kommen, deren Ursprung absolut unbekannt ist.
Alle wissenschaftliche Forschung war damit
erschüttert. Der berühmte Professor Bridgeman
nahm sich aus Enttäuschung darüber im Alter
von 72 Jahren das Leben.

Heute weiß die westliche Medizin, die sich,
gestützt auf die Physik und Chemie, vorwärts
tastete, angesichts der vielen "unheilbaren"
Krankheiten wie Krebs, Allergien, Geistes -
krankheiten, Herzerkrankungen und vieler neu
dazugekommener nicht mehr, was sie machen
soll. Die Medizin glaubte, daß die fundamentale Grundlage des Lebens auf chemischer
Ebene zu finden sei, das will sagen, auf der
Ebene der äußeren elektrischen Schicht der
Atome. Wie weit ist man doch von der Wahrheit
entfernt! Die Wurzeln des Lebens reichen
viel tiefer, sie reichen bis zu den Nukleonen,
ja wohl noch über sie hinaus. Die modernen
Experten suchen den Lebensmechanismus in der
elektro-magnetischen Resonanz. Sie suchen das
elektronische Rückgrat, die natürliche Transmutation und die biologische Transmutation...
Aber selbst dann, wenn sie das wirkliche Bild
der über alle Begriffe unendlich vielfältigen
Struktur des Lebens finden könnten, sie könnten doch niemals den Urgrund dessen finden,
was dieses Leben belebt und was das "unsicht-

bare" Leben ist.

   Die Geschichte zeigt uns, daß unabänderlich
alle großen Reiche und bedeutende Zivilisationen angefangen haben, sich von innen heraus
zu zersetzen. Verantwortlich dafür ist der,
der über ein Land oder eine Zivilisation
herrscht und es führt: der König, die Regierung, ihr Weltbild ist dafür verantwortlich.
Darum muß ihr Glaube und ihr Wille auf eine
gerechte Vorstellung vom Leben, der Welt und
dem Universum gegründet sein. Die westliche
Zivilisation ist zu schnell, zu materiell
vorwärts gegangen. Sie müßte jetzt ein wenig
stehen bleiben, anhalten, nachdenken über den
Ursprung ihrer Unsicherheit, ihrer Angst vor
einem Krieg, der jeden Augenblick ausbrechen
kann, vor dem Krebs, der die Menschheit bedroht. Seit mehr als zehn Jahren sind wir
uns bewußt, daß wir uns in einer außerordentlichen Krise befinden, in einer Krise, wie
sie in der Geschichte der Menschheit noch nie
da gewesen ist. Es ist bekannt, daß der Krebs
autogen ist. Wenn es wahr wäre, daß ein Virus
ihn hervorruft, wie kommt es dann, daß ein
Mensch mit einer guten Gesundheit diesem
Virus so leicht Widerstand leisten kann ?
Wenn man die Tatsache einer natürlichen
Immunität anerkennt, was ist dann natürliche
Immunität? Man weiß nichts darüber. Es ist
doch in der Tat sehr voreilig, ein Virus
anzuklagen, von dem man noch gar nichts weiß,
nur das eine, daß es unbekannt ist. Viele
westliche Mediziner haben erklärt, daß ein
Virus die Ursache des Krebses ist, aber niemand weiß etwas über die Natur des Virus, noch
davon, woher es kommt, noch wie der Krebs
entsteht. Ja, man kennt nicht einmal die
Natur des Krebses und noch weniger die seines
vermuteten Virus! Wie kann man diese beiden

"Unbekannten" miteinander verbinden? Andererseits beschuldigt die Regierung der Vereinigten Staaten von Amerika die Zigarette, sie klagt sie an, der größte Feind und die Ursache des Lungenkrebses zu sein. Statistiken sollen das beweisen! Medizinische Statistiken! Meinetwegen! Die medizinische Statistik oder die Virologie kann alles Mögliche als Schuldner anklagen.

Im allgemeinen beschuldigen die verwestlichten japanischen Ärzte keinen Virus, verantwortlich für den Krebs zu sein. So viel mir bekannt ist, hat sich nur Dr. K. Hasumi zu Gunsten der Theorie, daß ein Virus die Ursache sämtlicher Krebserkrankungen sei, ausgesprochen. Alle anderen messen der Theorie, daß wiederholte Reizungen die Ursache des Krebses sei, die größte Bedeutung bei. Das war auch die am meisten verbreitete Theorie des vergangenen Jahrhunderts.

Aber was ist wohl der Krebs?

Der Krebs altert nicht, er wird nicht krank, er entwickelt sich, er wächst nicht weiter, er schläft, er erwacht wieder und beginnt mit seiner Tätigkeit von neuem. Einen solchen Kreislauf wiederholt er unzählige Male. Er leistet Widerstand, er paßt sich an, er siegt. Das ist das Leben selbst. Das ist das Leben in seinem metabiologischen, metaphysikalisch-chemischen, metaphysiologischen, metageologischen Verlauf. Es ist die Materie des Lebens, der nur die Wegrichtung und der Geist fehlt; also ist es blind. Es ist der blinde, mechanische Wille, das heißt die Unersättlichkeit, die Freßgier, die unendliche, sehr vollkommene Ausdehnung vom Standpunkt der organischen Materie, aber nicht vom

Standpunkt der Geistigkeit aus gesehen. Das
heißt zu materiell, zu physikalisch und zu
wenig nicht-materiell. Warum dieses Mißverhältnis zwischen Materie und Geistigkeit ?
Alles hat in seinem Schöpfer seine Ursache.
Der Schöpfer des Krebses ist der dualistische,
materialistische Mensch. Er ist der König
Midas, der alles in Gold verwandelte. Das ist
die Verwirklichung seines geliebten Traumes.
Indem sich der moderne Midas, mit dem Ziel,
seine blinden und den Sinnen verhafteten
Wünsche zu befriedigen, die Welt unterworfen
hat, hat er den Krebs erschaffen. Der Krebs,
der sich unendlich und blind entwickelt, ist
das Bild des Willens des Menschen, der seine
Seele infolge der Zweiteilung von Descartes
und Aristoteles verraten hat. Die Menge verändert den Wert! König Midas hat die Sicht
verloren und damit die Wegrichtung! Er sieht
nicht mehr, er kann den Wert in der Materie,
in ihrer Überfülle, nicht mehr erkennen. Im
Überfluß hat er das Gegenteil seines Idealbildes gefunden: Unsicherheit, Furcht, Angst,
Krieg, den unsichtbaren Krebs; jetzt muß er
hören, noch sind seine Ohren offen. Hört er
die Stimme der nicht-materialistischen,
metaphysischen, moralischen Zivilisation,
die nach dem Gesetz des unendlichen Alls,
nach der Philosophie von Yin und Yang lebt,
wird er sofort seine Hellsichtigkeit wiedererlangen. Und der moderne König Midas - die
wissenschaftliche und technische Zivilisation - wird das wahrhafte Paradies, nach
dem er so lange gesucht hat, wiederfinden,
das Paradies, in dem er der allmächtige
Gott ist, hochgeachtet von Dionysos, dem
Gott des Weines (der Freude). Er wird dort
der Freund von Silen, des Lehrers von
Dionysos, sein, er wird alle Früchte, und
was dieser Garten an Köstlichem hervorbringt,

genießen. Hier fließt der Pactole mit seinem
Gold, hier hat er seine Tochter Marigol immer
bei sich. Sie ist das schönste und klügste
Mädchen der Welt. Zuerst muß er aber wieder
seine Eselsohren verlieren, die einzig und
allein die Flöte Pans hören wollen (weltliche,
materialistische Musik). Er muß wieder die
Leier Apolls hören wollen (die göttliche,
vergeistigte Musik der sieben himmlischen
Reiche). Gelingt das nicht, werden alle Menschen gleich dem Schilfrohr beim geringsten
Windhauch unaufhörlich wiederholen: "Midas,
der König Midas hat Eselsohren!". Mit anderen
Worten: "Die wissenschaftliche und technische
Zivilisation hat Eselsohren". Diese Ohren erkennen die Musik der himmlischen Reiche nicht:
die grandiose Ordnung des unendlichen Alls.

II. Kapitel

ES GIBT 1001 METHODEN, DEN KREBS ZU HEILEN

Nach der dialektischen, auf Erfahrung beruhenden Philosophie des Fernen Ostens gibt es 1001 Methoden, den Krebs zu heilen. Das gleiche gilt für alle anderen, als "unheilbar" erklärten Krankheiten.

Das Einzige Prinzip der Philosophie des Fernen Ostens ist die auf dem Gegensatz beruhende, durch die Erfahrung gelehrte Dialektik, die in den beiden Worten Yin und Yang ihren Ausdruck findet.Yin und Yang ist die viele Tausende von Jahren alte Lehre, mit deren Hilfe wir alle Gegensätze in Ergänzungen aufheben können, das Unglück in Glück verwandeln, aus Schwierigkeiten Erleichterungen schaffen, aus dem Unnützen das Nützliche, aus der Feindschaft Freundschaft, aus der Krankheit gute Gesundheit, Freude aus der Traurigkeit.... aber nicht durch eine psychologische Methode, wie die von Wm. James, sondern durch biologisches, physiologisches und logisches Wissen.

- Unsinn! Das ist ein Märchen, ein chinesisches Märchen, würden Valéry und Bergson sagen. Und trotzdem ist es wahr.Ist nicht unser ganzes Leben ein Märchen? Leben wir nicht in dieser Welt voller Wunder, wie "Alice im Wunderland", dem berühmten Buch des Mathematikers Lewis Carrol ? Werden wir nicht durch den unendlichen Raum von einem Raumschiff von gigantischem Ausmaß, dessen Propeller sich um sich selbst drehen, mit der phantastischen Schnelligkeit von 1600 km

in der Stunde getragen? Ist das kein Wunder?
Und trotzdem werden wir nicht in den Raum
geschleudert! Ist das nicht phantastisch ?
Man sagt, daß die universelle, von Newton
entdeckte Anziehungskraft das ermöglicht.
Aber was ist diese universelle Anziehungskraft? Niemand hat sie jemals erklärt !
Das ist eine praktische Hypothese - im Grund
eine Unbekannte. Übrigens behauptet man, daß
diese phantastische Kraft im nuklearen Reich
nicht existiert und doch ist sie die fundamentale Grundlage unserer Existenz. Es wird
immer komplizierter! Wenn diese Kraft nicht
mehr auf der fundamentalen Ebene unserer
Existenz existiert, wie kann man sie noch
universell nennen ?

Was wirklich ist, das ist sicher ein
Wunder; unser Dasein auf dieser Kugel von
mehreren Tausend Kilometer Durchmesser, die
mehrere Billionen Tonnen wiegt und mit einer
phantastischen Schnelligkeit durch den Raum
fliegt. Der muß geistig blind sein, der
diese einfache Tatsache nicht als Wunder erlebt! Der Blinde hat nicht das Recht, dieses
wunderbare Schauspiel zu genießen.... sein
ganzes Leben lang, niemals wird er es als
Wunder erkennen.

Die vom Osten fast vergessene, vom Westen
nie gekannte Philosophie des Fernen Ostens
öffnet uns Horizonte, die vollkommen ver -
schieden sind von denjenigen der wissenschaftlichen und technischen Zivilisation
des Westens: eine andere Welt, die Welt des
fliegenden Teppichs und Aladins Wunderlampe.
In der Welt der Wunder dieser Philosophie
gibt es keine Krankheit, erst recht keine
"unheilbare", keinen menschlichen Streit,
kein Unglück, keinen Anfang und kein Ende,

keine Unsicherheit, keine Furcht, keinen Krebs, keinen Krieg - nur das Licht, die Freude, die Dankbarkeit für alles und für immer ! Das ist eine andere Welt, die dem Westen vollkommen unbekannt ist. In Wirklichkeit ist der Unterschied zwischen Ost und West viel tiefer als man denkt. Das wird mir, der ich Europa seit 50 Jahren kenne, immer klarer. Ich fühle mich in meiner Mentalität im Westen vollkommen fremd. Sicher ist mir die wissenschaftliche und technische Zivilisation sehr angenehm, ich fühle aber, daß mir etwas fehlt. Diese Welt ist zu mechanisch, zu künstlich, zu schön, zu solid, zu starr, zu symetrisch, zu geometrisch, zu vollkommen, zu glänzend, zu unmenschlich, zu kalt. Es fehlt ihr das Märchen. Sie ist schön und fein, aber es ist nicht unsere Schönheit, unsere Feinheit. Es fehlt etwas....

"Sibu", "wabi" und "sabi" sind im Westen nicht bekannt. Es sind für uns die fundamentalsten Werte, von dem zivilisierten Menschen aber sehr schwer zu würdigen. Der Botschafter und Dichter Paul Claudel, der unser Land und seine Künste sehr liebte, gestand, daß es über seine Vorstellungskraft ging, sie zu begreifen!

Dieser Unterschied liegt nicht nur in der unterschiedlichen Mentalität. Er liegt tatsächlich viel tiefer. Es ist der Unterschied zwischen zwei Vorstellungen von der Welt oder vielmehr zwischen dem Bild und der Vorstellung! Das Bild ist tot, während die Vorstellung lebt. Es ist der Unterschied zwischen der Photographie und der Wirklichkeit. Die östliche Vorstellung ist viel gefühlsgebundener, viel ungenauer, viel indirekter, viel

unberührbarer, aber viel tiefer; sie ist viel
bescheidener, viel schweigsamer und gehorsamer, während die westliche Vorstellung viel
schwatzhafter, hochmütiger und eitler ist.
Die erste ist wie ein Neugeborenes, sie besitzt die Frische der Vitalität selbst,
während die zweite einer erblühten jungen
Frau gleicht. Die östliche Zivilisation ist
poetisch, die westliche prosaisch. Die Poesie
der Ästhetik fehlt dem westlichen Leben. Es
fehlt "wabi", "sabi" und "sibusa" !

Im Osten wohnen Feen. Es ist eine Welt der
"1001 Nacht", sie ist kindlich, sie ist
amüsant. Wir lieben sie mehr als die Länder
der Unsicherheit und der Furcht. Wollen Sie
sie einmal besuchen, so stehen wir Ihnen mit
allem was wir haben, zur Verfügung. Vergessen
Sie aber nicht, daß Sie für das Land der
"1001 Nacht" ein Visum brauchen - ein Visum,
das Sie selbst herstellen müssen. Um es zu
bekommen, leben Sie zehn Tage nach dem kleinen Buch "Zen Makrobiotik". Tun Sie das nicht,
werden Sie nichts anderes als die Touristen
finden: ein exotisches Japan oder ein Abbild
von Amerika.

Das Heimatland des Buddhismus ist Indien.
Einige Jahre nach Buddhas Tod hat sich der
Buddhismus in zwei sehr verschiedene Sekten
gespalten: Hinayana und Mahayana. Mahayana
ist "das große Tor", der gerade, offene Weg,
der breit, logisch, paradox, frei, philosophisch und kosmogonisch (Weltentstehung)ist.
Hinayana ist das "kleine Tor", der enge,
religiöse, normale Weg, reich an Kulte und
Riten. Heute gibt es weder den einen noch
den anderen in Indien. Beide wurden außer
Landes getragen. Hinayana in die südlichen
Länder, Mahayana in den Norden. Mahayana hat

Asien durchwandert, in China und besonders
in Japan Wurzeln geschlagen, nur dort lebt
dieser Buddhismus noch. Das gleiche muß man
von der Philosophie und vor allem von der
Medizin sagen: In Indien groß geworden, dann
nach China und Japan verpflanzt, haben sie
sich dort zu einem kulturellen Ganzen ver-
schmolzen. Wir dürfen nicht vergessen, daß
im Osten der Sinn des Wortes "Philosophie"
keineswegs der gleiche ist, wie im Westen.
Philosophie im Westen bedeutet Zusammenhäu-
fung von physikalischen, technischen,
metaphysischen Erkenntnissen, sie ist also
relativ. Im Osten bezeichnet Philosophie
die Studien der Ordnung, wie alles entsteht
und herrscht, was sich in diesem Universum
befindet, also Entstehung und Wirklichkeit
jenseits der Erfahrung. Die westliche Philosophie hängt ab oder ist mehr oder weniger
beeinflußt von den physikalischen und technischen Kenntnissen, diese wiederum führen
zu den nuklearen Wissenschaften von heute,
wo sie sich in einer grenzenlosen, elektro-
mikroskopischen Welt, in einem Engpaß
verlieren. Die orientalische Philosophie
dagegen ist panoramisch, unabhängig von
physikalischen Kenntnissen. Sie ist es
selbst, die der Technik den Weg weist, die
sie reguliert und sie nach der grandiosen,
absoluten Ordnung des Universums einordnet.
Im Westen sind physikalische und technische
Wissenschaften auf einem Dualismus begründet,
und aus dieser Tatsache kommt die unendliche
Verzweigung, während der Orient durch die
philosophische Dialektik beide zu einem werden läßt.

Die orientalische Medizin ist also nur
ein Zweig der dialektischen Philosophie, die
alle Gegensätze als Ergänzungen ansieht. Sie

sieht im unendlichen Universum die Quelle
des Lebens, der Gesundheit und des Glückes.
Für sie sind Krankheits-Symptome nur eine
lange Kette von biologischen und physiologischen Verletzungen der Ordnung des Universums
im täglichen Leben. Für die westliche Medizin
sind die Symptome eine Bestätigung der Krankheit; also beschäftigt sich die westliche
Medizin nur mit den Symptomen. Da die Krankheit mit ihren Symptomen nichts anderes ist,
als die freiwillige oder unfreiwillige Überschreitung der Ordnung des Universums, wird
sie im Orient als das Zeichen von Fehlern
oder Verbrechen, die der Kranke begangen hat,
angesehen. Die Heilung muß daher vielmehr
durch Erziehung als durch Heilung der
Symptome geschehen. Eine solche erzieherische
Heilweise muß notgedrungen "philosophisch"
sein.

Hier liegt, vom orientalischen Standpunkt aus
gesehen, auch der Wesensgrund der Heilkunst
von Jesus. Es ist unwesentlich mit welchem
Glauben man in Hinsicht auf die verschiedenen
Wundertaten der christlichen Evangelisten
übereinstimmt - es ist uns sehr verständlich,
daß sie zum Erfolg führen mußten. Aus diesem
Grund verdienen die verschiedenen Heilungen,
daß sich die Wissenschaft mit ihnen beschäftigt. Claude Bernard, den ich für einen der
größten westlichen Weisen halte, gibt darüber
einige sehr vernünftige Ratschläge: "Einführung in das Studium der Experimentalmedizin".

- In der Wissenschaft gibt es keine
  unbedingte Glaubwürdigkeit.
- Man soll nicht um jeden Preis seine
  Meinung verteidigen wollen.
- Der wichtigste Grundsatz für den Weisen
  muß seine ständige Bereitschaft sein,

- seine Ansicht zu ändern, damit er seine Gedanken immer noch mehr entwickeln und verbessern kann.
- In den Experimentalwissenschaften sind Wahrheiten nur relativ, die Wissenschaft kann nur durch Revolution und Aufnahme alter Wahrheiten in einer neuen wissenschaftlichen Form weiterkommen.
- In den Experimentalwissenschaften gibt es keinen Platz für persönliche Glaubwürdigkeit. Solche Autorität verhindert den Fortschritt der Wissenschaft.
- In den Experimentalwissenschaften ist die falschverstandene Hochachtung der persönlichen Autorität Aberglaube und ein wirkliches Hindernis für den Fortschritt der Wissenschaft.
- Große Männer sind vor allem die, die neue Ideen gebracht und Irrtümer zerstört haben.

Wenn Sie Wissenschaftler sind, wie Claude Bernard sie wünschte, müssen Sie glücklich sein, wenn Sie diese Feenwelt kennengelernt haben, wo es sozusagen keine Krankheit gibt. Die Schmetterlinge tanzen den ganzen Tag ihre Daseinsfreude. Die Insekten singen die ganze Nacht ihr Liebeslied. Es gibt weder Ärzte noch Krankenhäuser für sie. Jede Krankheit heilt sich selbst. Dort gibt es keine Wunderheilungen. Gäbe es eine "unheilbare" Krankheit, die nicht sofort geheilt würde, wäre das ein warhaftes "Wunder". Hier gibt es weder Unsicherheit noch Furcht.

Aber die Bewohner dieses Wunderlandes waren kindlich, neugierig, sie wollten vorwärtskommen, so ließen sie die ganze westliche Zivilisation mit all ihren Leiden und Krankheiten ins Land. Das geschah vor ungefähr

einem Jahrhundert. Es mußte teuer bezahlt
werden: Tausende und wiederum Tausende der
Familien wurden krank und verloren das Leben.
Sie suchten Hilfe bei der neuen Heilkunst,die
ihre alte traditionelle Medizin verdrängt
hatte. Ihre Medizin, die doch tausendmal
älter gewesen war. Die Ergebnisse waren ent-
setzlich. Je mehr die neue Heilkunst angewandt wurde,um so mehr Menschen starben. Je
mehr Krankenhäuser gebaut wurden, um so mehr
neue Krankheiten entstanden. Je mehr die
pharmazeutischen Unternehmen gediehen, um so
höher stieg die Zahl der Leidenden.

Nachdem die Intellektuellen und die Reichen
mit Hingabe die neue Medizin studiert und
angewandt hatten, fingen sie an, dieser
offiziell anerkannten Medizin wieder den Rük-
ken zu wenden. Viele von ihnen kehren zur
traditionellen Medizin zurück, die weder
gesetzlich noch offiziell ist; sie kehren
mehr und mehr zurück zu Moxa, Akupunktur
oder zu den Methoden der chinesischen Medizin u.s.w. Und siehe da, es geschehen Wunderheilungen! Durch Experimente entdeckt man
wieder die Überlegenheit der traditionellen
Medizin. Seit einigen Jahrzehnten beginnt
man, die aufgegebene Tradition wiederzufinden
und ihren Wert neu zu schätzen. Voll Erstau-
nen erkennt man die alten Kostbarkeiten. Man
entdeckt die Philosophie dieser Wundermedizin,
den Ruhm der orientalischen Zivilisation und
die fundamentale Basis der fünf großen Religionen. Sie alle lehren uns, wie wir die
unendliche Freiheit, das ewige Glück und die
absolute Gerechtigkeit in dieser Welt der
Relativität, der Endlichkeit und der Begren-
zung finden können. Die Medizin des Fernen
Ostens ist nichts anderes als eine biologische und **physiologische** Anwendung der 1001

Methoden des Einzigen Prinzips dieser dialektischen Philosophie.

Die Wiedergeburt des alten Japans! Sie hat mit der neuen Wertschätzung der nationalen Tradition begonnen, einer Tradition, die seit mehr als tausend Jahren die indische und chinesische Zivilisation in sich aufgenommen hat. Die sich ihrer Tradition bewußt gewordenen Japaner studieren jetzt wieder die Mutter-Philosophie aller Wissenschaften, Kulturen und Techniken. Zu ihrer Überraschung haben sie das Glück, überall noch wenige Meister zu treffen, die um die alte Philosophie wissen. Noch lebt die Tradition in diesen vergessenen Meistern!

Doch ist diese Philosophie dem Westen vollkommen unbekannt. Sie ist der westlichen Philosophie völlig entgegengesetzt und aus diesem Grund auch der Wissenschaft und der Technik des modernen Westens. Es versteht sich von selbst, daß auch alle großen Meister dieser Philosophie im Westen unbekannt sind. Sie sind die Seele der Orientalen und der farbigen Völker, den Zivilisierten aber sind sie unbegreifbar. Und heute, nachdem ich mir die größte Mühe gegeben habe, den westlichen Menschen eine vereinfachte Form des Einzigen Prinzips dieser Philosophie verständlich zu machen, indem ich fernöstliche Philosophie in eine wissenschaftliche Form kleidete, die sie begreifen können, und mehrere Jahrzehnte unter ihnen gelebt habe, stehe ich vor der großen eisernen Mauer des Nichtverstehenkönnens zwischen Ost und West.

Der Osten hat die gesamte westliche Zivilisation ohne große Schwierigkeit und voller Freude aufgenommen, weil die westliche Zivi-

lisation sichtbar, materiell, technisch und
leicht nachzuahmen ist. Aber die östliche
Zivilisation ist philosophisch, vergeistigt
und unsichtbar, sie entgleitet den Zivilisierten. Trotzdem ist es wesentlich, daß Ost
und West sich verstehen.

Soll wirklich ein Verstehen zustande
kommen, muß jeder Teil seine Arroganz aufgeben. Das ist sehr schwierig. Man bezahlt die
Aufgabe seiner Arroganz sehr teuer, man muß
alles verlieren, auch das Leben - muß sich
den Kopf einrennen. Man muß sich selbst erkennen. Aber es gibt kein Rezept, wie man
sich selbst erkennen kann. Auf jeden Fall muß
klar werden, daß unser "Ich" nichts anderes
als eine Zusammenballung von Unwissenheit und
Überheblichkeit nach der Philosophie des
Ostens ist. Die Meister der Philosophie des
Ostens wissen das wohl. Darum schweigen sie.
Sie streben nicht nach Öffentlichkeit und
wollen auch dadurch nichts gewinnen. Sie
leben demütig mit ihren Schülern nach der
Ordnung des Universums. Darum haben ausländische Besucher große Schwierigkeiten, diesen
traditionellen Meistern zu begegnen. Alle
diejenigen, die man leicht finden kann, sind
"Entwurzelte", mehr oder weniger europäisiert
oder amerikanisiert. In Japan verbergen sich
die Meister, mitunter leben sie tief in den
Bergen.

Um das 71. Jahr meines Daseins auf diesem
Planeten zu kennzeichnen, habe ich mich 1963
entschlossen, zum ersten Mal nach 12 Jahren
mehrere Monate in Japan zu verbringen. Eines
Abends habe ich einige wichtige Persönlichkeiten der traditionellen Front eingeladen,
wir wollten untersuchen, was die Japaner,
angesichts der neuen Bedingungen, der Un-

sicherheit und der Furcht, die auf der zivilisierten Welt herrschten, fähig waren, zu tun.

Hier die Liste der Eingeladenen:

M. T. Katayama,	76 Jahre alt, früherer Premierminister
Dr. K. Takahashi,	90 Jahre alt, Direktor seit der Gründung des größten Otorhino (Hals-Nasen-Ohren) - Krankenhauses vor 5o Jahren in Japan
Dr. K. Hutaki,	90 Jahre alt, Ehrenpräsident des Syuyodan, der ältesten moralischen und traditionellen Bewegung (1906 gegründet)
M. M. Hasunuma,	82 Jahre alt, Direktor des Syuyodan
M. T. Nishida,	93 Jahre alt, Chef der Ittoen-Bewegung, der ältesten religiösen Gruppe für öffentliche Dienste
M. I. Tsuneoka,	65 Jahre alt, Ex-Senator, Präsident des Centralinstituts
Frau R. Hiratsuka,	78 Jahre alt, Präsidentin des Bundes japanischer weiblicher Gesellschaften
M. M. Taniguti,	72 Jahre alt, Präsident des Seityo Hauses seit seiner Gründung, der größten religiösen und modern moralischen Organisation
M. S. Yasuoka,	65 Jahre alt, Präsident der Siyuhkai, eine der mächtigsten philosophischen und moralischen

37

M. M. Nakano, Gruppen
45 Jahre alt, Generalsekretär der internationalen kulturellen Organisation

und 12 andere.

Alle diese bedeutenden Männer und diese Frau des traditionellen Japans sind meinem Ruf gefolgt. Wir haben lange diskutiert. Der Beschluß wurde einem Informationszentrum für alle kulturellen, moralischen und philosophischen Bewegungen Japans mitgeteilt zur Benutzung für diejenigen, die die wirkliche östliche Philosophie im täglichen Leben der traditionellen Japaner studieren wollen. Seine erste Aufgabe wird sein mitzuteilen, wie man die sogenannten "unheilbaren" Krankheiten (Krebs, Allergie, Diabetes, Herzkrankheiten und Geisteskrankheiten usw.) nach dem viele Tausende von Jahren alten Einzigen Prinzip der Philosophie heilen kann. Die vorliegende Arbeit wurde als Einführung in die erste internationale Bewegung der traditionellen, philosophischen Autoritäten und ihrem ersten Zusammenschluß beschlossen.

Es wurde ebenfalls beschlossen, eine genaue Liste der "unheilbaren" Kranken, die geheilt wurden, aufzustellen, vor allem der Krebs - kranken, ihr Alter, ihr Geschlecht, ihre Krankengeschichte und ihre biologische und physiologische Heilung. Diese Liste würde in diesem kleinen Buch keinen Platz finden und könnte für die interessierten Ärzte und Spezialisten des Auslandes auch nur oberflächlich sein. Alle diese Informationen stehen hier den interessierten Gelehrten zur Verfügung. Es würde für sie auch sehr leicht

sein, die Fälle an Ort und Stelle zu prüfen,
wenn sie dieses Land besuchen könnten.

Eines der Ziele dieses kleinen Buches wird
erreicht sein, wenn es gelingt, über die Tatsache zu informieren, daß es in Japan noch
eine andere Philosophie-Heilkunst (oder
Lebenskunst) als im Westen gibt, und daß es
möglich ist, Krankheiten, die der Westen als
"unheilbar" erklärt hat, zu heilen. Sie heilt
vor allem die Krankheit "im Entstehen".

Meine lieben zivilisierten Freunde, vielleicht bleibt Ihnen die Philosophie-Heilkunst,
die Ihnen verständlich zu machen ich mir hier
alle Mühe geben werde, unbegreifbar. Haben
Sie trotzdem ein wenig Geduld. Erinnern Sie
sich bitte, daß auch die Lehren eines
Kopernikus, Galiläi oder Einstein zuerst
unbegreifbar schienen. Und bitte verwechseln
Sie nicht das modernisierte Japan, das allzu
technisiert, industrialisiert und kommerziell
ist, mit dem traditionellen Japan. Das Japan,
von dem ich spreche, ist das Japan, in dem
der junge Journalist Lafcadio Hearn (1850 -
1905) die große Überraschung erlebte, das
Meisterwerk der Menschheit, die Japanerin,
zu entdecken. Es ist das gleiche Japan, das
Professor Herrigel, der ein Meister im
Pistolenschießen war, entdeckte. Er schoß nie
mehr mit der todbringenden Pistole, er erlernte die japanische Kunst des Bogenschiessens. In seinem Buch "Zen in der Kunst des
Bogenschießens in Japan", das er nach seiner
Rückkehr nach Deutschland veröffentlichte,
erzählt er, wie sein sechsjähriger Aufenthalt
in Japan ihn die Kunst des Bogenschießens
lehrte, eine der philosophischen Lehrmethoden
des Zen, das "Ich" zu erkennen und zu verwirklichen.

III. Kapitel

"DAS WUNDER" DER HEILUNG

In Japan gibt es mehr als 15 Schulen der Philosophie, Kultur, Religion, Moral, Körperkultur. Die einen lehren uns, wie man durch Studium der traditionellen Philosophie oder durch Ausübung religiöser Kulthandlungen ein heiliges Leben führt. Die anderen lehren uns einfache, symptomatische, leicht ausführbare Techniken zur Heilung von Krankheiten, auch der Krankheiten, die die westliche Medizin als "unheilbar" erklärt hat. Die ersteren beschäftigen sich nicht nur mit individuellen Krankheitsfällen, die schwierigen Probleme der Familie und der Gesellschaft liegen ihnen noch mehr am Herzen.

Hier die verschiedenen Schularten:

1. Die kulturelle Schule

2. Die philosophische Schule (Studium der Bücher der alten chinesischen und japanischen Weisen)

3. Shintoistische Schule

4. Buddhistische Schule

5. Spiritualistische Schule

6. Psychische Schule

7. Schule der Fakire

8. Schule des Yoga

9. Schule der Ayurveda

10. Schule der Heilkunst Jesu (aber nicht die in Amerika bekannte Christian Science)

11. Schule der Akupunktur und Moxation -x)

12. Schule der chinesischen Medizin

13. Die Massage-Schule - x)

14. Schule für Heilung durch Handmagnetismus - x)

15. Schule der Makrobiotik (Ernährung, Biochemie)

16. Schule für verschiedene symptomatische moderne Heilverfahren

(x) bedeutet symptomatische Methode)

Jede dieser Schulen hat mehrere mehr oder weniger verschiedene Systeme. Mehrere hunderttausend Lehrende gehören diesen Schulen an. Die Zahl dieser "Heiler" ist ungefähr zwei- bis dreimal so groß als die in der westlichen Medizin ausgebildeten Ärzte. Die Zahl der Gläubigen-Studierenden beträgt ungefähr das Zehnfache. General Mac Arthur befahl während seiner Besatzungszeit das vollkommene Verschwinden all dieser symptomatischen Heiler. Es scheint, daß sie dazu verurteilt sind, bald offiziell zu verschwinden.

   Die Mehrzahl derjenigen, die kommen, um bei diesen Heilern zu lernen, sind ehemalige Kranke, die die offizielle Medizin aufgegeben

hatte, oder solche, die vergebens viel Geld
für die nutzlose Betreuung durch die offizielle Medizin ausgegeben hatten. Viele unter
ihnen haben die Verzweiflung kennengelernt
und viele sind unter ihnen, deren Heilung man
als "Wunder" bezeichnen kann.

M. M. Taniguti, der Gründungs-Präsident
des Seityo Hauses (Haus des Lebens), ist ein
einer der berühmtesten Kenner der östlichen
Philosophie in Japan. Er hat Millionen Anhänger. Er hat mehr als 1oo Bücher geschrieben.
Er ist seit über dreißig Jahren der Herausgeber von mehreren Monatsschriften. Seine
Schule befindet sich in Tokyo und gleicht
einer Universität. Er hat seine eigene
Druckerei und seinen eigenen Verlag. Unzählige verdanken der Lehre von Taniguti die
Rettung von "unheilbaren" Krankheiten,
besonders von Krebs und Allergie. Seine
Methode ist moralisch, philosophisch und
beruht auf der Fassungskraft, sie ist keineswegs symptomatisch. Sein Ziel ist es, die
ganze Welt davon zu überzeugen, daß jeder
frei, glücklich und weise von Geburt an ist,
ist er es nicht, dann ist es seine eigene
Schuld; daß man nur durch sich selbst, für
sich selbst seine eigene Freiheit finden
muß, dadurch, daß man weiß, daß man das
Kind Gottes oder der absoluten Unendlichkeit
ist.

Gibt es im Westen auch so viele spontane
oder "wunderbare" Heilungen? Es gibt sie
nicht. Und trotzdem besteht die merkwürdige
Tatsache, daß die sogenannten wissenschaftlichen Ärzte freiwillig die Augen vor diesen
"wunderbaren" Heilungen schließen, weil sie
deren Mechanismus noch nicht kennen. Sie
haben nur Interesse an den Fällen, die sie

begreifen können. Man kann einige sehr interessante Stellen in dem Buch von Dr.W.Nakahara, dem Präsidenten des Zentrums für Krebsforschung in Japan, lesen:

Beispiel 1: Dr. Stuart, der Chef der pathologischen Abteilung des Memorial-Hospitals in New York, der seiner erfolgreichen, dreißigjährigen Laufbahn als Spezialist einen erstklassigen Ruhm verdankte, hat eine an Gebärmutterkrebs leidende Frau operiert. Die Kranke wurde als hoffnungslos aufgegeben. Das war 1946. Sechs Jahre später wurde diese Frau durch Zufall wieder untersucht. Zur Überraschung des Arztes mußte er feststellen, daß sie vollkommen geheilt war.

Ein anderes Beispiel aus demselben Krankenhaus (es befindet sich im Judenviertel, ein Drittel der Krebskranken sind Juden): Von den an Krebs gestorbenen Kranken entfallen nur 26 von 702 auf die Juden (Ergebnis der letzten zehn Jahre). Also nur 3,2 % ! 96,3 % der Krebsfälle bei Juden wurden "in situ", von selbst, geheilt. Ist das nicht erstaunlich?

Der dritte Fall ist noch interessanter: Im gleichen Krankenhaus sollte unter der Leitung Dr. Stuarts eine Frau operiert werden, die an einem Fibrom der Gebärmutter litt. Der Fall war hoffnungslos. Sie konnte nicht operiert werden. Nach einer Radiumbehandlung, die als Trost für die Frau vorgenommen wurde, stieg die Temperatur und während zwei bis drei Tagen zeigte sich eine Rötung der Haut. Das war unverständlich. Doch das mehrere Kilo wiegende Fibrom verschwand vollkommen. Nach mehr als 12 Jahren wurde die Frau noch einmal untersucht und als vollkommen gesund befunden.

Die Wunder gibt es überall. Oder vielmehr,
Wunder gibt es nur nicht für die Törichten
und für diejenigen, die sich weigern etwas zu
sehen, das sie nicht begreifen, zum Beispiel
für die Mediziner der sogenannten wissenschaftlichen Medizin.

Ein anderes Beispiel! In der Pariser
Monatsschrift "Planet" Nr. 13, ist ein großer
Artikel von Roger Wybott erschienen "Eine
besondere Heilkunst: die Akupunktur". Dieser
Artikel war dem treuen Gedenken des Lebens
und der Werke eines Franzosen Soulié de
Morant gewidmet. Er hat ungefähr 20 Jahre
als Generalkonsul von Frankreich in China
gelebt. Nach seinem Rücktritt tat er mehr als
30 Jahre sein Bestes, um in Europa eine besondere Heilkunst einzuführen, die er während
seines Aufenthaltes in China kennengelernt
hatte. Ich selbst bin ihm zum ersten Mal 1930
begegnet. Ich habe ihm als ausübender
Akupunkteur viel geholfen und gleichzeitig
mehr als 2000 Buchseiten über ihn geschrieben. Unglücklicherweise war er tot, als ich
nach 23-jähriger Abwesenheit 1956 wieder
nach Europa zurückkam. Soulié de Morant hatte
den Rest seines Lebens der Einführung dieser
Heilweise, die jetzt allgemein in den französischen Krankenhäusern ausgeübt wird, geweiht.
In Frankreich und Deutschland heilen 5000
Ärzte mit Akupunktur und seit einem Dutzend
von Jahren sprechen Pariser Zeitungen darüber.

Der Artikel von Roger Wybott ist sehr
interessant und besonders die Anmerkung, die
den Schreiber dieses Artikels selbst betrifft.

"Der Name Robert Wybott erstaunt Sie vielleicht. Er war seit Ende des Krieges bis 1958
der Chef des Bureau des Territoires. 1948 war

er magenkrank. Vergebens hatte er alle möglichen Heilmethoden versucht. Er konnte nicht operiert werden. Zu seinem Glück lernte er den Meister Soulie de Morant kennen. Die erste Akupunkturbehandlung heilte ihn völlig und für immer. Seit dieser Zeit ist es sein Hauptbemühen, diese wirksame, mystische und einfache Medizin bekanntzumachen. Sein letztes Buch "Bouillon de culture" wird demnächst erscheinen."

Jeden Tag geschehen wunderbare Heilungen, nicht nur im Orient auch im Okzident, doch hat keiner der Ärzte und der Professoren der modernen, anerkannten und wissenschaftlichen Medizin Zeit, sie zu studieren. Sie sind allzu eilig, andere Abhandlungen über die neuen chirurgischen Behandlungen und chemischen Erzeugnisse in ihrem Verhalten gegen die Symptome zu studieren. Wie die Pilze schießen diese neuen Mittel empor. Ihre Bezahlung dafür kommt übrigens zum größten Teil von der kapitalistischen, pharmazeutischen Industrie.

Ein anderer Fall von wunderbarer Heilung und Erlösung aus dem Fegefeuer: Fräulein V.P..., in Marokko aufgewachsen, hatte einen schwachen Magen. Mit 25 Jahren bekam sie, nachdem sie am Abend vorher drei Cocktails auf einer Gesellschaft getrunken hatte, heftige Schmerzen im Unterleib. Diese "schneidenden Schmerzen" oder "Spasmen" waren von Erbrechen, Koliken und Fieber begleitet. Ihr Arzt versicherte ihr, daß sie weder ein typhöses Fieber, noch Amöben, noch Kolibazillen hätte. Er diagnostizierte eine Kolitis, verschrieb Desinfektionsmittel für den Darm, Wismut und eine Diät. Fräulein P.. erholte sich ein wenig von diesem Anfall.

Zehn Jahre lang wiederholten sich die
Anfälle ganz unvorhergesehen, wenn sie einen
Diätfehler machte. Mit 35 Jahren sah sie sich
zu einer Diät gezwungen, die ihr außerordentlich streng schien: Gegrilltes Fleisch,
gekochtes Gemüse, nichts Gebratenes, keinen
Alkohol, keine Milch, keine Saucen. "Ich bin
gezwungen, wie eine Greisin zu essen".
("Werden wir richtig behandelt"" Réalité,
Feb. 1960). Aber plötzlich wurde sie auf un-
begreifliche Weise gesund...

Nach allem gibt es sowohl im Osten als im
Westen viel mehr "wunderbare" Heilungen von
Krankheiten, als man sich vorstellen kann.
Man muß warten, daß eines Tages ein paar
wirkliche Schüler Claude Bernards kommen, um
diese "Wunderfälle" zu studieren.

Andererseits steigt die Zahl der "unheilbaren" Fälle in den Jahrbüchern der offiziellen Medizin ins Unermessene. Jahr um Jahr
befolgen Kranke die vergeblichen und hoff-
nungslosen Behandlungsweisen. Viele andere
Verzweifelte geben die offizielle Medizin auf,
suchen Heiler, wenn sie genügend Geld haben,
oder erwarten im Bett das Ende - von Gott und
jeglicher Hilfe verlassen. Immer mehr steigt
die Zahl der Geisteskranken, sie übersteigt
schon die aller körperlich Erkrankten zusammen genommen. Trotz der großen Fortschritte
der modernen Medizin gibt es im Westen viel
mehr aufgegebene oder verzweifelte Kranke
als in Japan.

Ich kenne eine Pariser Ärztin, die eine
große Luxuswohnung im Zentrum der Stadt hat.
Sie hat einen Gymnastiksaal, ein Konferenz-
zimmer, eine Klinik usw. Bei verschiedenen
internationalen Kongressen in Frankreich und

im Ausland vertritt sie die französische
Ärzteschaft. Sie hält Vorträge an der Universität und in Krankenhäusern. Aber sie leidet
seit zwanzig Jahren an einer "unheilbaren"
Krankheit der Blase. Selbstverständlich hat
sie alle ihre Kollegen und Professoren nach
ihrer Behandlungsweise befragt. Alles blieb
vergebens. Eine berühmte Ärztin, die sich in
zwanzig Jahren nicht heilen kann! Das ist
unglaublich. Sie hat meine Frau und mich
eingeladen, einige Zeit bei ihr in ihrer
Luxuswohnung zu wohnen. Wir sollten diese
Ärztin pflegen und heilen, die ihre sich von
Tag zu Tag verschlimmernde Krnnkheit nicht
mehr ertragen konnte. Sie aß 10 Tage lang
die makrobiotischen Gerichte, die meine Frau
zubereitete, und war geheilt. Zum ersten Mal
seit 23 Jahren befanden sich keine Mikroben
mehr in ihrem Urin. Sie war voll Dankbarkeit. Sie lud uns ein, so lange in ihrem
Haus zu bleiben, wie wir wollten. Sie hat
zwei große Landhäuser, eines nicht weit von
Paris, das andere in Südfrankreich. Aber wir
verließen sie, sobald sie gerettet war.
Warum? Weil sie die Philosophie unserer Medizin nicht studieren wollte.

Vielleicht konnte sie es nicht. Ich
erinnere mich sehr gut des Tages, da sie mir
einen ihrer Kranken vorstellte. Es war ein
Herr von ungefähr 60 Jahren. Sie sagte: "Das
ist Herr M.., den ich seit 17 Jahren behandle. Seine Gesundheit ist so schlecht, daß ich
ihn jeden Monat ein- oder zweimal behandeln
muß."Welch Überraschung war das für mich!
17 Jahre diegleiche Krankheit oder Konstitution! Welche Schande!

Der zweite Kranke, der dritte, der vierte
.... alle sind alte Patienten!

Ich konnte ihr nichts darauf antworten!

In unserer Philosophie, wie auch in unserer orientalischen Medizin, ist es dem Meister nicht erlaubt, krank zu werden, höchstens alle zehn Jahre einmal eine gewöhnliche Erkältung. Selbstverständlich darf der Meister auch keine Krankheit haben, die er nicht selbst heilen kann - nicht einmal eine Warze.

Wie könnte der Meister, der öffentlich Heilmethoden und Wohlbefinden lehrt, selbst krank werden! Was wäre das für eine Schande! Welche Gaunerei! Er müßte sich selbst richten: Harakiri! Wie kann man einen Kranken jahrelang behandeln! 17 Jahre lang! Das ist nicht mehr das Werk eines Arztes, das ist die Arbeit eines Nichtskönners, eines Lügners!

Fast die gesamte Bevölkerung, beinahe jeder, der über 40 ist, leidet in den U.S.A. und in Frankreich an einer oder mehreren chronischen Krankheiten. Die großen Krankenhäuser schießen wie Pilze nach dem Regen aus der Erde. Ist die Zahl der Krankenhäuser nicht das Barometer der Krankheiten einer zivilisierten Nation, ja der Zivilisation selbst?

Nach der offiziellen Medizin erneuert sich das Blut jedes Menschen innerhalb 12 Tagen; 2 000 000 rote Blutkörperchen werden in der Sekunde zerstört. Selbst die Zellen der Knochen erneuern sich vollkommen in drei bis vier Monaten. Warum also soll man eine Krankheit im Verlauf von 12 Tagen oder drei bis vier Monaten nicht heilen oder doch wesentlich bessern können, wenn man die Zusammensetzung des Blutes mittels einer vollkommen veränderten Ernährung ändert? So behandle ich die Kranken seit 50 Jahren. Die "Wunderheilungen", die ich dadurch erreicht habe, haben durchaus nichts von einem Wunder an sich; sie sind streng physiologisch, biologisch oder biochemisch. Meine "Wunderheilungen" sind keineswegs die einzigen. Viele andere geschehen ständig durch die philosophischen Meister im Orient - von den plötzlichen Heilungen auch im Okzident will ich hier nicht noch einmal sprechen.

Und gleichzeitig steigt die Zahl der sogenannten "unheilbaren" Krankheiten von Tag zu Tag. Nach langen Diskussionen ist in den Vereinigten Staaten vor drei Jahren ein Nationalkongreß medizinischer Spezialisten übereingekommen, eine "göttliche" Heilkunst zu suchen, die alles Spezialistentum ausschalten solle. Eine der letzten Nummern des New York Herald Tribune Magazins hat eine Liste der neuen "unheilbaren" Krankheiten veröffentlicht. Es fehlen darin auch nicht die "unheilbaren" Krankheiten, die man als "chronisch" diagnostiziert hat: Allergien, Herzkrankheiten, Kreislaufstörungen usw., natürlich auch nicht der Krebs. Eine einzige Allergie, der Heuschnupfen, steigt allein in den Vereinigten Staaten jährlich auf Millionen und doch kann man diese Krankheit in 12 Tagen mit Hilfe der orientalischen Philosophie, die ich seit vielen Jahren lehre, sehr leicht heilen. Auch die in die Abertausende gehende Zahl der Geisteskranken steigt unaufhörlich: Sie übersteigt heute die Menge der rein körperlich Kranken. Was ist dagegen zu tun?

Und der Krieg, der heute so unmenschlich, so töricht, so kostspielig, so nutzlos ist? Ist er nicht eine Kollektivkrankheit der

Zivilisierten? Ist nicht der Wunsch nach
einer anderen Welt zu verstehen, nach einer
Welt der Feen, der Schmetterlinge, die
wonnetrunken um bunte Blumen, ihre Freunde,
tanzen, oder der silbernen und goldenen
Fische, bald winzig klein, bald riesig groß
gleiten sie unaufhörlich durch das unendliche
Meer ? Die Fische im Meer altern nicht, sie
werden nicht krank, sie kennen keine Unsicherheit, keine Furcht, keine Wasserstoffbombe.
Die Schmetterlinge, die Insekten, alle Tiere
wissen nichts von Ärzten, Krankenhäusern und
Apotheken! Aber Warum gelingt es den Ärzten
mit all ihren Titeln weder im Osten noch im
Westen immer weniger und weniger, die Bevölkerung dieses Sterns, die doch so beklagenswert leidet, zu heilen?

Warum wollen sie von einer anderen Medizin,
die tausendmal älter, aufgegeben und dennoch
lebendig ist, und die noch immer so viele
Kranke heilt, nichts wissen? Fehlt hier das
Verstehen oder ist es anmaßende Überheblichkeit?

Wenn es nicht Überheblichkeit oder Verständnislosigkeit ist, dann ist es unverantwortlich!

Die vollkommene Unwissenheit über das
Leben ist Schuld daran. Ein Schweitzer
beharrt auf der Wichtigkeit allen Lebens, und
doch tötet er jeden Tag Billionen von
Mikroben. Welch menschliche Anmaßung !

Der zivilisierte Mensch, die Heilkunst der
Zivilisierten kennt die Natur des Lebens
nicht. Woher kommt es, wohin führt es, was
ist sein Sinn? Die Menschen weigern sich, tief
darüber nachzudenken. Sie stürzen sich nur

auf seine Symptome und greifen sie um jeden
Preis an. Sie wissen nicht, daß man die größten Tiefen ausschöpfen kann, wenn man seinen
Nächsten, ja, seine Feinde liebt. Es fehlt
ihnen eine Philosophie, die sie lehrt, wie
man liebt, und was die Liebe ist. Sie müssen
die Medizin der Liebe wiederfinden, die göttliche Medizin.

Wenn das Leben wunderbar ist, dann ist
jegliches wunderbar. Die Krankheit ist wunderbar und die Heilung auch. Aber wenn alles
wunderbar war, wird nichts mehr wunderbar
sein. Für alle, die in einer solchen Welt
leben, ist die "unheilbare" Krankheit eine
sehr merkwürdige, sehr mysteriöse Neuheit.
Die "Unheilbarkeit", wenn es sie gibt, ist
das wirkliche Wunder.

IV. Kapitel

DIE SYMPTOMATISCHE MEDIZIN UND DIE GRUNDLEGENDE MEDIZIN

1849 konnte Claude Bernard seinen Schülern noch sagen: "Meine Herren, die wissenschaftliche Medizin, die ich die Pflicht habe, Sie zu lehren, gibt es nicht".

Auf dieser begrenzten und relativen Welt gibt es auf jeder Ebene zwei Gegensätze Yin und Yang, Gutes und Schlechtes, Weibliches und Männliches, Frau und Mann, Hitze und Kälte, Finsternis und Licht, Leben und Tod, Freude und Traurigkeit, Liebe und Haß, Gesundheit und Krankheit, Glück und Unglück, Reichtum und Armut, Materie und Geist, Stärke und Schwäche, Vorderseite und Rückseite, Zentrifugalkraft und Zentripetalkraft. Darum wird der Mensch Dualist. Das sind die beiden Seiten der Dinge. Die einen werden vom Faktor Yin beherrscht, die anderen vom Faktor Yang. Diese Antagonismen finden sich auf jeder Ebene unserer relativen Urteilskraft; sie ist blind, von den Sinnen beherrscht, dem Gefühl, dem Intellekt, dem sozialen Empfinden und dem ideologischen Bewußtsein verhaftet. Diese beiden Seiten sind wie Gesicht und Rücken, wie Anfang und Ende. Die äußersten Enden jeder Seite berühren sich und vermischen sich. Man tötet den Geliebten aus Übermaß seiner Liebe. Das ist Widerspruch. Und gerade dieser Widerspruch belebt die Welt. Der Mensch sucht sich um jeden Preis aus diesem Widerspruch zu retten. Das ist außerordentlich schwer. Die meisten Menschen beenden ihr Leben in diesem rätselhaften Kampf gegen den Widerspruch in dieser Welt. Zum Beispiel suchen sie nach Reichtum oder nach Ehre. Verzweifelt kämpfen sie darum, Jahre um Jahre. Endlich haben sie ihr Ziel erreicht. Und eines schönen Tages erwachen sie, ihr Traum ist verflogen, sie entdecken, daß sie Sklaven ihres eigenen Reichtums geworden sind, von Mord bedroht, ihres Ruhmes wegen angeklagt, Opfer von Eifersucht, und daß ihr Erfolg Selbstmord begangen hat...

Um sich aus diesem Widerspruch zu retten, muß man sich über alle diese relativen Urteile erheben bis zur höchsten universellen Urteilskraft, die der Wesensgrund der fernöstlichen Philosophie ist, zur absoluten und alleinigen Urteilskraft des gegensätzlichen Monismus. Es ist eine merkwürdige Tatsache, daß seit zweitausend Jahren diese Philosophie der dialektischen Logik aufgehört hat, von der westlichen Mentalität begriffen zu werden. Eine noch merkwürdigere Tatsache ist es, daß die keltische Zivilisation auf dieser Philosophie begründet war. Die moderne Zivilisation, die die Welt kolonisiert hat, ist auf dem Gegenteil begründet, auf der formellen, relativen, dualistischen Zivilisation, die materialistisch oder begrifflich ist. Jede engherzige Geisteshaltung, die einzelgängerisch oder streitsüchtig ist, gehört zu dieser Gruppe. Die Mehrheit der heutigen Menschen fällt unter diese formelle, materialistische oder begriffliche Logik. Nur wenige sind dieser dualistischen Mentalität entkommen und haben in der monistischen, universellen und alles vereinenden Logik ihre Heimat gefunden. Alle die, die nur eine Seite der Dinge (gut oder böse, Körper oder Seele, Gefühl oder Verstand usw.) sehen, sind

Dualisten, engherzig und streitsüchtig. Alle,
die sich der beiden Seiten bewußt sind:
Vorder- und Rückseite, Anfang und Ende, können allein jeden Gegensatz vereinen, ihn in
Ergänzungen umformen und ihren Frieden in der
Freiheit finden. Alle Streitsuchenden, gegeneinander Kämpfenden in dieser Welt sind
Dualisten. Sie werden niemals Frieden finden.
Der Friede ist keinesfalls gemeinschaftlich,
er ist keinesfalls abhängig. Der Friede ist
individuell und persönlich. Der Friede ist
ein anderer Name für vollkommene Gesundheit,
für ewiges Glück und absolute Gerechtigkeit.
Wer diese Werte nicht besitzt, kann niemals
wissen, was Friede ist. Die Unsicherheit und
die Furcht sind die Kennzeichen all derer,
denen diese Werte nicht innewohnen. Sie
werden an ihrer Unsicherheit und ihrer Furcht
sterben, selbst im Schutz einer befestigten
Stadt, die von 9o ooo Wasserstoffbomben
verteidigt wird.

Als realistischste Veranschaulichung haben
wir: den Krebs. Die Zivilisierten sehen in
dieser Krankheit, in dieser übrigens ganz
natürlichen, physiologischen und biologischen
Erscheinung, die schrecklichste Geißel der
menschlichen Gesellschaft seit dem Verlauf
ihrer ganzen Geschichte. Diese Mentalität der
Furcht verrät den engherzigen, einsamen, egozentrischen, in sich verschlossenen Menschen
mit einem harten Körper, der wie eine kleine
Katze mit gesträubten Haaren vor dem bösen
Hund steht. Diese Furcht und Feindseligkeit
wächst immer mehr und verwandelt sich in
Angriff. Damit der schrecklichste Feind in
der Welt zerstört wird, verstärkt man seine
Angriffskraft, man mobilisiert um jeden Preis
alle physikalischen und geistigen Mittel, alle
moralischen und unmoralischen. Aber um die

vollkommene Zerstörung seines Feindes, des
Krebses, zu erreichen, muß der Mensch nichts
Geringeres aufs Spiel setzen,als seine gleichzeitige, eigene Zerstörung, da sein Krebs und
sein Körper aus derselben Quelle seiner
Lebenskraft ernährt werden; beide sind
siamesische Zwillinge mit einem einzigen
Herzen! Was gewinnen beide, wenn sie sich von
ganzem Herzen hassen ?

Die Nichtzivilisierten, die nach der
monistischen, dialektischen Philosophie leben,
sind auch erschrocken über die Erscheinung
des Krebses, aber sie fühlen keine Furcht -
deshalb auch keine Feindseligkeit. Sie sind
wie kleine, artige, fröhliche, mutige,
unschuldige Kinder, die von einem liebenden
Vater gescholten werden. Dieser liebt sie so
sehr, daß er sein Leben geben würde, wenn es
nötig wäre, um sie zu retten. Das wissen sie,
und sie beweisen das, sie protestieren nicht
gegen die Natur und gegen das Leben, das
ihnen alles geschenkt hat. Aber sie fühlen
sich beschämt. Sie bereuen, daß sie ihrer
aller Vater, die unendliche Ordnung des
Universums, beunruhigt haben. Sie denken nach.
Es ist eine aufrichtige Selbstkritik notwendig, um die wahre Ursache der vom Vater
auferlegten Schelte zu finden, sie wissen,
daß dieser ihnen niemals unnötig etwas Böses
oder etwas, was sie traurig macht, zufügt,im
Gegenteil, er schenkt mit vollen Händen alles,
was ihnen nötig und gut ist, das Essen, das
Trinken, die Sonne, den Mond, die Sterne,die
frische Luft, die Berge, das Meer, die Blumen
und die Fische... alle Atome, den unendlichen
Raum, die Zeit. Und das alles umsonst. Sie
wollen alles voll tiefer Dankbarkeit entgegen-
nehmen. Es gibt keine Auflehnung. Die Nacht
muß sein, damit es Tag werden kann.Schlechtes

Wetter ist notwendig, damit man das gute
schätzt, auch die Winterkälte, damit der Keim
sprießt. Seit dem Beginn allen Beginnens war
nichts unnötig. Seit Milliarden von Jahren ist
alles schöner und schöner geworden auf diesem
Planeten, auf dem wir heute so glücklich leben. Es ist uns alles gegeben, was wir brauchen, vor allem das Leben, dieses Wunder,
dessen Mechanismus, Aufbau und Sinn man nicht
begreift. Und was ist das Gedächtnis, mit
dessen Hilfe wir denken und urteilen? Durch
welchen Mechanismus können wir uns ausdrücken
und unsere Gedanken in Handlungen umformen?
Und was ist die Fassungskraft?

Die Nichtzivilisierten haben volles Vertrauen in die Ordnung des unendlichen Alls,
deren Schöpfer absolute Gerechtigkeit ist.
Sie brauchen keine Auflehnung. Kommt etwas,
was mehr oder weniger schwer anzunehmen ist,
hat man nur nachzudenken, zu studieren und
die tiefere Bedeutung des Geschehens zu
suchen. Sie grübeln darüber nach, ja, sie
vergessen darüber das Essen und Trinken,
sogar den Schlaf. Tag und Nacht denken sie
und denken wieder und zwar unter dem Gesetz
von Yin und Yang. Losgelöst von allem, losgelöst vom Überfluß und dessen Mißbrauch
entschleiert sich die Urteilskraft... Die
höchste Urteilskraft erglänzt wie die Sonne
der Erleuchtung inmitten dunkler Wolken.

Eines Morgens erwachen sie und sind wieder
artige, fröhliche Kinder voll Mut und Tat-
kraft wie vorher. Sie sind Neugeborene!
Neugeborene haben keine Krankheit. Man wird
mir Erbkrankheit entgegenhalten. Ich behaupte,
daß das eine Hypothese ist! Noch mehr, eine
Lüge oder ein falsches Alibi, das die sogenannte Medizin erfunden hat, um sich von

ihrer Verantwortung bei gewissen Krankheiten, die sie "unheilbar" nennen, loszusprechen. Es ist nicht gerecht, daß der Neugeborene ein ganzes Leben die Last, die seine Eltern auf sich geladen haben,hinter sich herschleppen muß. Die Annahme von Erbkrankheit ist ein Verbrechen.

Löst man sich von allem, besonders vom Essen, ist man auch von Krankheit gelöst, da wir das sind, was wir essen!

Aus der Tatsache des Überflusses und dessen Mißbrauch als Folge der Zivilisation essen wir zu viel. Außerdem empfiehlt uns die wissenschaftliche Ernährungstheorie, die kaum ein Jahrhundert alt ist, Tausende von Kalorien jeden Tag zu essen. Das ist die Theorie des Über-Überflusses. Und das ist noch nicht alles. Sie empfiehlt uns, eine gewisse Menge von tierischem Eiweiß zu essen. Das ist Kollektivselbstmord! Die Theorie behauptet, daß es eine Notwendigkeit sei, das heißt eine Gerechtigkeit! Wieviel Millionen Tiere wurden und werden im Namen der Ernährungstheorie getötet! Hunderttausend Millionen Nichtzivilisierte haben seit Tausenden von Jahren in Asien erfolgreich als Vegetarier gelebt!

Es versteht sich von selbst, daß der Mensch frei ist. Er kann Besiegte, Schwache, Unschuldige, Wehrlose essen. Diese wurden vielleicht geboren, um die Starken zu ernähren, wie es das Militär als "Struggel for Life" hinstellt. Jeder nach seinem Geschmack und seiner Freiheit. Man kann alles essen.

Aber hier gebe ich Ihnen einen Rat. Es ist das Geheimnis, das ich am Ende dieser fünfzig Jahre entdeckte, die ich dem Studium und dem

Lehren des Einzigen Prinzips der Philosophie
und der Weisheit des Fernen Ostens gewidmet
habe. Für mich ist es der Schlüssel zum Reich
Gottes. Er kann Ihnen helfen, sich gegen alle
Krankheiten, Krebs und Geisteskrankheiten
inbegriffen, zu immunisieren: Essen Sie nie
Zucker und niemals tierisches Eiweiß! Das
sind die zwei Hauptursachen für alles Unglück
im Leben.

Wenn Sie zu Ihrem Vergnügen kleine Mengen
Zucker und tierisches Eiweiß essen, vergessen
Sie dennoch niemals, daß Billionen von
Asiaten seit Tausenden von Jahren in China
und Indien sehr gut lebten, ohne jemals tierisches Eiweiß gegessen zu haben, weil ihre
alten Weisen es sie lehrten. Man kann ohne
Fleisch, ja, auch ohne Fisch leben. Beides
ist keineswegs notwendig. Aber ich wiederhole, Sie können davon essen, wenn es Ihnen
Vergnügen macht. Aber nehmen Sie jedes Mal
nur ganz kleine Mengen, wenn Sie Ihre körperliche und geistige Gesundheit nicht verlieren
wollen. Wenn Sie trotzdem Ihren Geist und
Ihren Körper nicht unter Kontrolle bringen
können, haben Sie nicht mehr nötig, dieses
Buch weiterzulesen.

Fünfzig Jahre habe ich nun die traditionelle Philosophie-Medizin des Ostens studiert
und gelehrt, Tausende wurden durch diese
"verbotene" Heilweise gerettet, sie waren
verzweifelt und als "unheilbar" aufgegeben.
Mir aber wurde ein großes Wunder immer
klarer: das Geheimnis des heiligen, herrlichen Lebens. Es ist sehr schwer, es in
diesem Buch zu erklären. Einige kleine Bücher
habe ich schon gewagt darüber zu schreiben:
"Das Wunder der Diätetik" und "Zen Makrobiotik". Letzteres kann jedermann verstehen,

es gibt praktische Anweisungen; das erste ist mehr theoretisch. Es fehlt mir hier der Platz, um näher über den Inhalt zu berichten. Ich will Ihnen nur kurz folgende Ratschläge wiederholen, ich will Ihnen von Herzen mit diesen Ratschlägen helfen:

1. Verbannen Sie jeglichen Zucker von Ihrem Tisch.

2. Lernen Sie, daß man sehr gut ohne Fleisch leben kann.

3. Essen Sie vor allem Vollgetreide (oder möglichst wenig behandeltes).

4. Essen Sie von allen Nahrungsmitteln so wenig wie möglich (Vivere parvo!).

5. Trinken Sie so wenig wie möglich (Tee, Alkohol, Wasser).

Versuchen Sie es eine, zwei oder drei Wochen und stellen Sie Ihren Zustand fest.

Ich kann das Gesagte aber noch nicht verlassen, ohne Ihnen über die beiden ersten Punkte etwas Genaueres hinzuzufügen.

1. Der von der Industrie hergestellte und in den Handel gebrachte Zucker ist keineswegs ein unentbehrliches Nahrungsmittel. Tausende von Jahren haben die Menschen gelebt und keinen Zucker gekannt. Der Zucker dient nur unserem Vergnügen. Das Vergnügen wird von unserer durch die Sinne beherrschten Urteilskraft bestimmt. Diese bringt uns oft in große Gefahren.

2. Das Fleisch ist wohlschmeckend. Die Zivilisation des Überflusses und dessen Mißbrauch gibt uns reichlich davon.Die heutige Ernährungstheorie schätzt es hoch und empfiehlt es uns sehr. Aber in Wirklichkeit sind Fleisch und tierisches Eiweiß keineswegs "unbedingt notwendig". Man kann sehr gut ohne leben. Alle Tiere können die ihrer Art gemäßen Eiweißarten erzeugen, auch wenn ihnen überhaupt keine Stickstoffquelle, ob organisch oder nicht, zur Verfügung steht. Alle haben die Fähigkeit,Kohlenstoff und Sauerstoff in Stickstoff zu verwandeln.

Wenn wir gewöhnt sind, in Übereinstimmung mit der modernen Ernährungstheorie viel tierisches Eiweiß zu essen, verlieren wir die wunderbare Fähigkeit, unser arteigenes Eiweiß selbst zu bilden. Das ist ein Verlust an Anpassungsfähigkeit, das heißt ein Verlust an Vitalität und Unabhängigkeit. Die gleiche tragische Tatsache gilt für Insulin und Vitamin C. (Siehe das Kapitel über Vitamin C von Neven Henaff im Anhang dieses Buches.Der Genuß von Vitamin C im Übermaß ist eine der ernstesten Ursachen des Krebses). In Wirklichkeit sind die Proteine die Produkte,die unser Körper aus Stoffen erzeugt, die wir im Übermaß oder unnötig zu uns genommen haben. Unser Organismus gibt uns hier ein gutes Beispiel von Aufspeicherung von Materie im Übermaß: die Nägel, die Haut - besonders an den Fußsohlen - usw. wachsen oder wird dick, wenn man davon zuviel ißt. Warzen und alle Krebsarten sind ebenfalls Formen von Aufspeicherung von unnötigem tierischen Eiweiß. Diese Aufspeicherung bedeutet den Tod! Der Krebs ist eine Aufspeicherung von Protein im

Übermaß, die zerplatzt. Wir werden diese
Frage später noch ausführlicher behandeln.

Kehren wir für kurze Zeit zu unseren
Zivilisierten und Nichtzivilisierten zurück.

Die klugen, furchtsamen und stets zweifelnden Zivilisierten setzen alle technischen
und wissenschaftlichen Mittel in Bewegung, um
die Symptome, vor denen sie Angst haben, zu
zerstören und gehen dadurch einem tragischen
Ende entgegen, der totalen Zerstörung, auch
der ihrer eigenen Existenz, dem Tod und dem
Ende von allem. Hier ist die Erklärung ihrer
symptomatischen Medizin, die keine Krankheit
von Grund auf heilen kann, sondern nur die
oberflächlichen Kennzeichen zerstört. Diese
Medizin ist also nur oberflächlich heilend.
Sie gibt sich keine Mühe, die Ursache der
Krankheit zu finden. Tatsächlich beschäftigt
sie sich nicht mit der Krankheit, sondern
lediglich mit der Unterdrückung der Symptome.
Sie sieht nur das oberflächliche Bild der
Krankheit; sie weigert sich, den Kranken, den
Schöpfer der Krankheit zu betrachten. Ich
kann Ihnen hier die Erklärung abgeben, daß
die symptomatische Medizin den Krebs niemals
für immer heilen kann; übrigens nicht nur den
Krebs, nein, auch keine andere Krankheit,
nicht einmal eine gewöhnliche Erkältung.

Die demütigen und bescheidenen Nichtzivilisierten, die die Neigung zur Selbstkritik
haben, besitzen alles Vertrauen in das universelle Leben und in die Ordnung des unendlichen Universums, sie suchen in sich selbst
die Ursache von all ihren Mißgeschicken. Sie
finden sie in sich, verbessern sie und stellen ihre Gesundheit wieder her, ihren Frieden
und ihre Freiheit. Ihre Methode, das zu

erreichen, ist sehr einfach: Bete und faste!
Beten heißt, alles unter dem Gesetz von Yin
und Yang zu sehen - es ist das Gesetz der
Gerechtigkeit und des unendlichen Universums.
Fasten heißt, sich von den Proteinen im Übermaß zu befreien, was die Entlastung der Leber
und die Erleichterung des ganzen Organismus
zur Wirkung hat. Das ist das Wesentliche der
fundamentalen, göttlichen und allmächtigen
Medizin.

Aber ich habe eine Frage an Sie zu richten,
an Sie, die Zivilisierten. Warum suchen Sie
nicht, die wirklichen Ursachen der Krankheit
und allen menschlichen Leidens zu finden,
anstatt alle Mittel der Zerstörung arbeiten
zu lassen, um nur die oberflächlichen und
vorübergehenden Symptome auszuschalten? Ist
Ihnen das gelungen, wissen Sie denn nicht,
daß sie alle gezwungen sind, wiederzuerscheinen unter immer wieder neuen, sich verändernden Formen? Sind Sie denn kurzsichtig oder
leiden Sie an geistiger Farbenblindheit?

Nehmen wir zum Beispiel Diabetes. Die
Diagnose der symptomatischen Medizin ist auf
die ungenügende Produktion von internem
Insulin begründet. Die Ärzte verordnen also
solches durch künstliche Injektion von außen.
Ist das nicht eine zu einfache, zu billige,
zu kindische Behandlung? Dem Insulinmangel
geht immer eine Überproduktion von Isulin
voraus. Gibt man also das Insulin von außen,
und zwar sehr viel und regelmäßig, wird das
Pankreas arbeitslos, es wird immer fauler und
fauler und verliert zuletzt die Fähigkeit,
Insulin herzustellen... ganz wie ein verzogenes Kind, das gewöhnt ist, mehr zu bekommen,
als es verlangt.

Ein zweites Beispiel: Warzen und Hühneraugen. Beides sind Auswüchse. Sie sind die Überreste übermäßiger Proteinanhäufungen, man findet sie niemals bei Vegetariern, die kein tierisches Eiweiß essen. Sie kommen bei Frauen häufiger vor als bei Männern. Das heißt, Frauen haben eine viel größere Fähigkeit, Eiweiß zu produzieren als Männer. Frauen müssen deshalb viel strikter in der Einhaltung einer Ernährung ohne tierisches Eiweiß sein. Auf jeden Fall läßt das vollkommene Weglassen von tierischem Eiweiß die Warzen und Hühneraugen in wenigen Tagen verschwinden. Es ist überhaupt keine symptomatische Behandlung durch ein Mittel notwendig. Das gleiche gilt für alle übermäßigen Eiweißbildungen, wie Tumore usw. Ich habe selbst bei einem jungen Mädchen beobachtet, daß 200 Warzen auf den Beinen und Armen innerhalb von drei Wochen durch Einhaltung unserer philosophischen Ratschläge verschwunden sind, ohne jegliche äußere Behandlung. Und was ist der Krebs anderes als Eiweißauswuchs!

Ein drittes Beispiel: Haarausfall. In London habe ich oft Gelegenheit gehabt, in der Untergrundbahn und auf Anschlagsäulen riesige Reklameplakate zu lesen, auf denen Spezialisten ihre Mittel gegen Haarausfall anpriesen. Trotzdem trifft man im ganzen Westen Kahlköpfe. Welches sind die Ursachen und der Mechanismus, daß die Haare ausfallen. Tatsächlich hat die wissenschaftliche Zivilisation niemals nach der Ursache und dem Mechanismus dieses Vorganges gesucht, obwohl der Haarausfall bei den Europäern viel häufiger ist als bei den Asiaten. Woher kommt es, daß der Haarwuchs bei den Europäern viel stärker ist und sie trotzdem viel früher von Kahlköpfigkeit befallen werden. Bis heute hat noch niemand versucht, dieses Problem zu erklären. Ich bemerke bei dieser Gelegenheit, daß die Orientalen kaum tierisches Eiweiß essen.

Die wilden, pflanzenfressenden Tiere müssen jeder Zeit Pflanzen suchen, um genügend Lebenskraft und Aufbaustoffe zu bekommen. Das fällt nicht immer leicht, es hängt ab vom Ort, von der Jahreszeit und von anderen biologischen und bio-ökologischen Umständen. Aber sie besitzen ihre wunderbare Anpassungsfähigkeit, die das Leben selbst ist, und die in genauem Verhältnis mit dem Mangel an fehlender Zufuhr wächst. Diese wunderbare Anpassungsfähigkeit gibt ihnen die Fähigkeit, genau das ihrer Art gemäße tierische Eiweiß aus der pflanzlichen Nahrung herzustellen. Diese Fähigkeit, die sehr groß und elastisch ist, arbeitet im umgekehrten Verhältnis zu ihren Stickstoffquellen und im allgemeinen allen Faktoren, die für ihre Existenz wünschenswert sind. So stellen sie im Winter mehr Eiweiß her, da ihre pflanzlichen Hilfsquellen sehr oft geringer sind. Im Gegensatz dazu finden sie im Sommer Pflanzen im Überfluß und verringern ihre Eiweißproduktion. Das ist das dialektische, paradoxe Gesetz: Yin erzeugt Yang, und Yang erzeugt Yin ! Das ist das Grundgesetz des Lebens, das von der modernen Biologie und Physiologie vollkommen außer acht gelassen wird.

Ich bin sicher, daß Sie jetzt auch verstanden haben, warum die wilden Tiere im kalten Klima, das scheinbar ungünstig für sie ist, größer werden. Dank dieser dialektischen Anpassungsfähigkeit, die alle lebenden Wesen besitzen, erzeugen die wilden Tiere oder andere in der Natur lebenden Wesen im Winter mehr Eiweiß. Oder mit anderen Worten: die Kälte und der große Mangel regt den Organismus an, mehr Reserven zu erzeugen. Nur die Kälte und Entbehrungen allein können unsere Anpassungsfähigkeit und Produktivität anregen.

Der Mensch erfand das Feuer und entdeckte das Salz. Das war der Anfang der Zivilisation. Feuer und Salz waren die beiden großen Vorbedingungen der Yangisierung (Erzeugung von Hitze und Kraft), jetzt kann sich der Mensch nach seinem Willen von außen Wärme und Energie verschaffen. So verliert er seine eigene Widerstandskraft gegen die Kälte. Er sucht nach Kleidung. Je mehr er sich bekleidet, um so empfindlicher wird er gegen Kälte. Hier wieder die Tätigkeit des dialektischen Gesetzes: Je größer die Nützlichkeit, um so mehr wächst das Unnütze. Der Nutzen erzeugt den Unnutzen, ja, sogar den Schaden. Feuer und Salz, die beiden großen äußeren Faktoren der Yangisierung lassen den Menschen seine innere Fähigkeit, sich selbst zu yangisieren, verlieren; sie lassen die Fähigkeit zum Yinisieren wachsen (Zunahme der Empfindlichkeit, der Gefühlsbetontheit und der Ichsucht). Seine Erzeugung von tierischem Eiweiß nimmt mehr und mehr ab. Um es sich zu verschaffen, wird der Mensch zum Fleischesser. Je mehr tierisches Eiweiß er ißt, um so mehr verliert er seine eigene Fähigkeit, sein ihm besonderes Protein zu erzeugen. Er wird immer träger, das heißt, er wird mehr und mehr zivilisiert. Er jagt nicht mehr, er wird zum Viehzüchter. Er überläßt es dem beruflichen Viehzüchter, ihm Fleisch im Überfluß zu verschaffen. Zuletzt verliert der Mensch ganz oder fast seine Fähigkeit, sein "jungfräuliches", nur ihm arteigenes Protein zu erzeugen

erzeugen. Der Verzehr von tierischem Eiweiß
wird ihm mehr und mehr zur Notwendigkeit. Es
ist leicht verdaulich und schmeckt ausgezeichnet, man ißt immer mehr davon. Unser
Organismus ist nun gezwungen, einen Mechanismus zu schaffen, der ihm hilft, das Übermaß
an zugeführtem Eiweiß zu zerstören und einem
anderen Mechanismus nutzbar zu machen, der
ihm hilft, sich schnell seiner hindernden
und daher bedrohlichen Reserven zur Fähigkeit,
Wärme und Energie zu erzeugen, zu entledigen.
Die Zerstörung der Eiweißstoffe geschieht
durch eine Steigerung außerzellularer Säure,
diese erzeugt eine allgemeine Erweiterung des
gesamten Organismus, der Gewebe und besonders
der Haut, die das Organ ist, das sich am
raschesten erweitert. Diese rasche Energieentladung tritt in der Form von schneller und
sofortiger Aktivität auf: Streitigkeiten,
sexuelle Entladungen yinisieren den Menschen
durch Kraft- und Salzverlust. Der Schluß
daraus: allgemeine Yinisierung, das heißt
allgemeine Erweiterung. Die erweiterte Haut
verliert ihre Fähigkeit, die Wurzeln der
Haare festzuhalten, das ist der Haarausfall.

Der hauptsächliche Grund der Kahlköpfigkeit ist der Mißbrauch der sexuellen Energie,
und die wiederum ist das Ergebnis des zu
großen Fleischgenusses. Eine andere Ursache
der Glatze ist eine Ernährung, die zu sehr
Yin ist (Übermaß von Vitamin C, Zucker,
Kalium, Phosphor usw.). Yin erweitert oder
yinisiert das Gewebe, die Haut usw.

Da Sie die Ursachen des Haarausfalles
kennen, ist die Heilung außerordentlich
einfach und leicht: Essen Sie keinen Zucker,
kein Vitamin C, kein tierisches Eiweiß. Nehmen
Sie als symptomatische Behandlung täglich

10 Gramm Meeresalgen. Es gibt mehr als hundert eßbare Arten, die wirksamsten sind: "Wakame", "Hiziki", "Konbu", usw.

Die Japanerinnen, die gern ihre Haare mit einem Schampun waschen, dessen Hauptbestandteil die Meeresalgen "Hunori" sind, und die niemals Fleisch essen, haben sehr schöne Haare, die oft eine Länge von 1,5o Meter erreichen. Sie können heute noch dicke Seile sehen, die vor ungefähr hundert Jahren aus den schönen Haaren der Japanerinnen hergestellt wurden. Diese Haarseile wurden vorwiegend zum Transport riesiger Steinblöcke aus den Ländern im Norden über das Gebirge benutzt. Die Blöcke zum Bau der buddhistischen Hauptstadt Kyoto und des großen Tempels Honganzi, der eine Sehenswürdigkeit für alle Touristen ist, wurden Hunderte von Kilometern weit damit hergeschleppt. Ein Dutzend Seile (10 cm im Durchmesser und mehrere Dutzend Meter lang) werden wie dicke Riesenschlangen eingerollt.

Das ist also die große Linie der Unterschiede zwischen der symptomatischen und der fundamentalen Medizin. Ich verneine keineswegs vollkommen die Nützlichkeit der symptomatischen Medizin. Unsere Philosophie kennt und beschreibt sieben Stufen der Urteilskraft und der Fassungkraft. Die große Mehrheit der Menschen bleibt auf den unteren Stufen, ja, auf der allerunterstens, die wir die mechanische oder blinde nennen. Für sie ist die symptomatische Medizin vorübergehend nützlich. Aber diejenigen, die ein langes, vollkommenes, herrliches Leben voller Freuden leben wollen, deren Wunschträume alle wahr werden sollen, einer nach dem anderen, ein ganzes Leben lang, müssen die höchste

Urteilskraft der siebenten Stufe besitzen.
Die Philosophie der Medizin des Glückes des
Fernen Ostens wird sie führen.

Die wissenschaftliche und technische Zivilisation hat zum Ziel die Befriedigung aller unserer Wünsche und die Beschaffung von Vergnügen. Ich bewundere sie. Sie schenkt uns das Wunder der Schnelligkeit. Ich liebe sie sehr, denn ihr verdanke ich es, daß ich alle meine Schwestern und Brüder in fernen Ländern sehen kann. Ich bin dafür sehr dankbar. (Hier unterscheide ich mich von Gandhi).

Ich wollte nur, daß der Mensch diese wunderbare Zivilisation nicht mißbrauchen würde. Um das zu können, muß er seine höchste Urteilskraft entschleiern, das wird ihm gelingen, wenn er diese fast ganz vergessene Philosophie studiert und ein wenig anwendet.

V. Kapitel

KRITIK DER SYMPTOMATISCHEN
THERAPEUTIK

Es gibt vieles, das ich an der symptomatischen Therapeutik der Medizin nicht begreifen kann, zum Beispiel:

1. Der Krebs ist weder ein Gift noch ein Schmarotzer, der uns befällt. Er besteht aus unerforschten und bösartigen Zellen, die unser eigener Organismus erzeugt.

Wenigstens diese Tatsache hat die westliche Medizin erkannt: der Krebs wird von uns selbst erzeugt. Aber warum gelingt es der Wissenschaft, die doch wegen ihrer Genauigkeit und Bestimmtheit berühmt ist, nicht,den Mechanismus dieser Erzeugung zu finden? Ich kann es nicht verstehen.

Ein japanischer Arzt, der Spezialist H., schrieb, daß die Ursache des Krebses im Salz oder vielleicht im Reis zu finden sei.Dieser Spezialist hat einen doppelten, dualistischen Fehler gemacht. Erstens: Er beschuldigt das Salz, das man doch schon seit Tausenden von Jahren in der Küche verwendet. Bevor der Zucker eingeführt wurde, war das Salz die Hauptwürze, die in großen Mengen in allen Küchen der Welt verwendet wurde. Dieser Arzt müßte also beweisen, daß es im Altertum mehr Krebskranke gab als heute. Das ist nicht so. Übrigens kennt er die Wichtigkeit des Salzes nicht, es yangisiert unsere Nahrung am meisten und ist aus dieser Tatsache am besten geeignet, die Heilung von Krebs zu verschaffen.

Zweitens: Die Japaner, wie auch die Chinesen, sind Reisesser seit Tausenden von Jahren, dennoch konnte man niemals feststellen, daß der Krebs in ihren Ländern sehr häufig aufgetreten sei. Seine Zahl ist erst in den letzten Jahrzehnten gestiegen. Es gibt übrigens zwei Arten von Reisernährung:
A) Der Vollreis, der weder bearbeitet noch poliert ist, sondern wie die Natur ihn erzeugt. Man kann ihn unendlich lange ohne jede chemische Behandlung aufbewahren.
B) Der von der durchsichtigen Schutzhülle geschälte Reis, die außerordentlich widerstandsfähig gegen alle chemischen Produkte (besonders Schwefelsäure, Fluorwasserstoff und alle anderen Säuren im allgemeinen) ist, ist auch seiner Hüllen beraubt, der äußeren Schicht, der Zwischenschicht, der inneren Schicht und noch anderer, die alle für den Menschen notwendigen Mineralien und auch alle Vitamine, Lipoide und Proteine enthalten. Das Polieren des Reises läßt diesen in einem Zustand eines einfachen Bodensatzes von Stärkemehl oder Kohlenwasserstoff zurück, der keine Mineralien, Proteine, Vitamine, Lipoide mehr besitzt, also ein ziemlich mangelhaftes Nahrungsmittel, daß man ohne die Hilfe von chemischen Produkten weder haltbar machen, noch lagern kann. Dieser zu sehr verfeinerte "weiße Reis" ist seit der Einführung einer deutschen Maschine vor ungefähr sechzig Jahren, "Engelburg" genannt, jetzt sehr in Mode. Der Mensch auf der sensoriellen Urteilsstufe wird zum Sklaven seines Geschmackes, und das ist nicht ohne Gefahr. Der Zerfall der Weltreiche beginnt immer, wie bei jedem anderen Organismus, im Innern. Nur die Ängst-

lichen, die Hochmütigen, die Unbelehrbaren, die
Zweifler glauben, daß alles Unglück von außen
kommt. Durch dieses Denken verraten sie ihre
Abhängigkeit von außen und ihre freiwillige
Versklavung. Wer andere beschuldigt, ist
selbst schuldig. Die Ordnung des Universums,
die wachsen läßt, lebendig macht, zerstört
und alles in diesem Universum verwandelt, ist
die absolute Gerechtigkeit. Jeder, der die
absolute Gerechtigkeit verletzt, muß teuer
dafür bezahlen.

Dieser Fachmann, der das Salz und den Reis
(übrigens verwischt er den Unterschied der
beiden Arten A und B) beschuldigt, die Ursachen des Krebses zu sein, wird seinen Irrtum
teuer bezahlen. Früher oder später wird er,
wie alle großen Krebsforscher, die einer nach
dem anderen an Krebs gestorben sind, selbst
an Krebs sterben. Sie sind doppelt gestorben:
einmal vorzeitig, und dann haben sie das Gesicht verloren. Wenn Sie einer Ratte beide
Sorten Reis geben, wird sie sich immer auf A
stürzen, niemals auf B. Sie täuscht sich nie.
Diese Krebsforscher hatten eine geringere
Urteilskraft als die Ratte.

Dieser gleiche Krebsforscher fand es auch
für gut, alle zu bedrohen, die keine Milch
trinken. Was für ein Tor! Das erstaunt mich
außerordentlich. Er kann doch nicht in Unkenntnis davon gewesen sein, daß die Japaner
niemals die Milch als Nahrungsmittel für Erwachsene angesehen haben. Die Kuhmilch ist
einzig und allein für Kälber bestimmt, und
das nur während der ersten Monate nach ihrer
Geburt. Die Japaner haben immer gelehrt, daß
man andere Wesen nicht ausbeuten darf, daß
jeder sich bemühen muß, unabhängig zu bleiben.
Und diesem Spezialisten muß doch auch die

Tatsache bekannt gewesen sein, daß bei den Japanern, die niemals Kuhmilch tranken, der Krebs nie besonders vorherrschend gewesen ist. Zum Unglück nimmt die Gesamtheit der Japaner alles dankbar an: schlechte Zeiten wie gute Zeiten, und infolge ihrer häuslichen und schulischen Erziehung ist das Wort "Widerspruch" bei ihnen kaum in Gebrauch. Sie haben ihre Abscheu gegen Kuhmilch bezwungen, um getreue Schüler ihrer zivilisierten Meister zu sein. Aber mit welchen Schwierigkeiten im Anfang! Tiermilch trinken! Ihre geliebten Kinder Kuhmilch trinken lassen, das war gleichbedeutend mit, sie zu Milchbrüdern oder Schwestern von Kälbern zu machen, zu Adoptivkindern von Tieren. Natürlich ist das nur eine gefühlsmäßige Einwendung, aber warum begünstigen die westlichen Ärzte den Genuß der Kuhmilch so sehr? Geschieht es, weil die moderne Frau ihre Fähigkeit, Milch zu erzeugen, verloren hat oder verlieren will. Ist es eine Mode oder ein Aberglauben? Ein Einfluß des modernen Handelgeistes? Der Kult einer neuen epikureischen Religion! Das ist alles nicht so wichtig. Es ist nur bestürzend, daß der Mensch von niederen Säugetieren abhängig ist, obwohl er solch wunderbares Gebiß bekommen hat.

Man kann, wenn man will, alles mögliche beschuldigen, die Ursache des Krebses oder des Unglücks zu sein, vorausgesetzt, daß man bis ins Kleinste, biologisch und biochemisch, auf eine genaue und verstehbare Weise, den Mechanismus erklärt, durch welchen "dieses" den Krebs oder das Unglück erzeugt; und gleichzeitig muß man es durch die gründliche und wirksame Heilung beweisen. Die soziologischen, geographischen oder politischen Statistiken haben auf dem Gebiet der Gesund-

heit, der Schönheit, der Gerechtigkeit, der
Freiheit nicht den geringsten Wert. Jede auf
die Mittel der Statistik, der Wahl, der
Stimmen-"Mehrheit" gestützte Auslese hat nur
Gültigkeit in einer aus Sklaven, Toren, Menschen auf den niedrigsten Stufen der Urteilskraft - die die Gerechtigkeit nicht kennen -
zusammengesetzen Gesellschaft. Die Mehrheit
kann sich genauso täuschen wie die Obrigkeit.
Die Geschichte gibt davon viele tragische
Beispiele: Sokrates, Jesus, Galiläi, Giordano
Bruno, der verbrannt wurde, Martin Luther,
der vom Vatikan angeklagt wurde; wie viele
anerkannte wissenschaftliche Autoritäten
gibt es, die ihre genialen Schüler unterdrückt haben...

Die Mehrheit, das ist die Masse. Die Masse
ist die physikalische Macht. Das Genie und
die hellsichtige Weisheit können und sind
sehr oft in der Minderheit. Die physikalische
und die geistige Macht sind verschieden, sie
sind mitunter Gegensätze. Die Statistiken
sind die Stimme der Masse, sie sind nicht
immer die Stimme der Klugheit und des Genies.

Die Mehrheit kann den Preis der Dinge bestimmen, aber nicht das, was einen Wert ausmacht.

Hier ist ein andres Beispiel:

Die Zigarette und der Krebs. Die amerikanische Regierung hat erklärt, daß die Zigarette als die ernsteste Ursache des
Lungenkrebses angesehen werden muß. Sie wurde
durch medizinische Statistiken davon überzeugt. Der Staat unterwarf sich der Mehrheit.
In den sogenannten demokratischen Staaten
wird alle Politik von der Gewalt der Mehrheit

beherrscht. Die "Prohibition", das Alkoholverbot in den Vereinigten Staaten (1919 - 1933), ist ein Beispiel aus der Vergangenheit. Dieses neue "Rauchverbot" wird endigen wie das "Trinkverbot", das ihm vorausgegangen ist.

Einer der drei ersten weisen Kaiser im alten China hat vorausgesehen, als diese Art von Getränken zum ersten Mal erfunden wurde, daß alkoholische Getränke viel Unglück in der Zukunft verursachen würden, aber er weigerte sich, sie zu verbieten. Es ist wahr, die Chinesen trinken nicht viel, und praktisch hatte man sich in China niemals über den Mißbrauch alkoholischer Getränke zu beklagen. Die Urteilskraft der Völker des großen Chinas steht, dank der Lehren der Philosophie der Ordnung des unendlichen Alls von Yin und Yang, der praktischen, universellen Philosophie, auf einer hohen Stufe. Das ist der Sieg der logischen Macht über die Macht der Mehrheit.

Der Warnruf an die amerikanischen Raucher hat seinen Grund nur in der Statistik und nicht in der Logik. Er beschreibt keinen Mechanismus mit Genauigkeit, durch welchen das Rauchen von Zigaretten Lungenkrebs verursachen kann. Man schreibt, daß sich im Rauch der Zigarette krebserregende Bestandteile befänden. Aber es gibt viel mehr krebserregende Bestandteile der gleichen Art im "Smog" von London, wo jedermann täglich eine Menge davon einatmet, die dem Rauchen von 80 Zigaretten am Tag entspricht. Alle Diskussionen über ein Gebiet, über das man so gut wie nichts weiß, sind nur Zeitvergeudung.

Wichtig wäre nur, eine genaue, biologische,

bio-chemische und physiologische Erklärung
des Mechanismus zu geben, durch den der Krebs
plötzlich in unserem Organismus, ja, auch in
dem der Nichtraucher, entsteht. Zuerst ist es
notwendig, die verschiedenen, persönlichen,
bei den Individuen festgestellten Unterschiede
zu erklären - ihre natürliche Immunität gegen
den Krebs betreffend. Und zuallererst: Was
ist eine natürliche Immunität ? Weder die
Medizin, noch die moderne Physiologie gibt
eine Antwort. Immunität ist ein Wort, um
eine Unwissenheit zu verdecken. Die Immunität
ist "etwas Unbekanntes, etwas Unbegreifliches",
das würdige Gegenstück zu den "Fieberlaunen"
in den medizinischen Komödien von Molière.

Die Immunität, wohlverstanden als sieg-
reiche Widerstandskraft gegen die Erscheinung
aller Krankheit, ist eines der Kennzeichen
des vollkommenen Lebens nach der praktischen,
dialektischen Philosophie des Fernen Ostens.
Und was ist das vollkommene Leben ?
Metaphysisch gesprochen ist das Leben die
unendliche Freiheit, das ewige Glück und die
absolute Gerechtigkeit, woran alle Welt teil-
haben kann. Das ist die fundamentale Grundlage der Menschenrechte, obwohl die berühmte
Erklärung dem widerspricht. Physikalisch
gesprochen ist das Leben die Materialisation
des unendlich-absoluten Unsichtbaren mit
seinen langen kosmogonischen, energetischen,
nuklearen, atomistischen Stufen des Zusammen-
wirkens durch die geologischen, monozellula-
ren, multizellularen Entwicklungsstufen usw.,
die mit dem Menschen endigt. Und umgekehrt
ist es der lange Rückweg durch die Entmaterialisation oder die ewige Spiritualisation.
Der "Tod" ist eine Einbildung der Furcht, er
ist der Schatten der Unwissenheit über diese
grandiose Ordnung des unendlichen Alls.

Nach dem Einzigen Prinzip der Ordnung des unendlichen Universums, das heißt nach der praktischen Dialektik Yin - Yang, wird Rauchen in die Yang-Kategorie eingereiht.Es ist wahr, daß der Tabak im heißen Klima (Yang) wächst; also ist er Yin. Er wächst sehr hoch (wird also von der Zentrifugalkraft Yin beherrscht); die Blätter sind groß, breit ausladend (also auch Zentrifugalkraft Yin). Als Pflanze ist der Tabak sehr Yin. Aber dann ist er getrocknet, das Wasser ist ihm entzogen (der Verlust an Wasser, das sehr Yin ist, bedeutet Yangisierung), und er wird verbrannt (das bedeutet die größte Yangisierung und die Verjagung von allem, was Yin ist).Aus dieser Tatsache stellt der Rauch, der vom Ende der Zigarette bläulich oder violett gerade in die Luft steigt, die letzte Ausscheidung des Yin-Charakters des Tabaks dar; der Rauch, der am anderen Ende, das man an den Mund hält, herabsinkt, ist im Gegenteil von rötlich-gelber Farbe Yang (alles was herabsinkt,wird von der Zentripetalkraft Yang beherrscht).

Was der Raucher einatmet, ist nicht der lila-blaue (Yin) Rauch, sondern der rot-gelbe (Yang). Welche instinktive Klugheit! Vom biologischen Standpunkt enthält der lila-bläuliche Rauch Yin-Zusammensetzung, während der rötlich-gelbe Yang-Bestandteile enthält. Die biochemische Analyse bestätigt das mit aller wünschenswerten Genauigkeit. Es ist übrigens eine wohlbekannte Tatsache, daß man mehr oder weniger abmagert, wenn man anfängt zu rauchen (Yangisation, Zusammenziehung, Zentripetalkraft). Und das Gegenteil: Der Raucher nimmt zu, er geht auseinander, wenn er aufhört zu rauchen. Auch weiß man, das Frauen, die während der Schwangerschaft rauchen, weniger dicke und kleinere Kinder als normalerweise bekommen. Sie haben verstanden, daß Rauchen Yangisieren sein kann. Natürlich ist Tabakrauchen nicht das einzige Mittel, um den Körper zu yangisieren; es gibt viele andere und viel wirksamere, wobei natürlich die Diät die Hauptsache ist. Es wäre möglich, diese Behauptung in vielen großen Büchern voll biochemischer und physiologischer Studien zu entwickeln, um die kürzlich ge - äußerten, offiziellen Beschuldigungen des Tabaks zu widerlegen, aber der geeignete Augenblick dafür ist noch nicht gekommen.

2. Die Krebszellen wechseln sehr leicht den Ort wie die Amöben. Deswegen ist es außerordentlich schwierig, sie zu fangen und zu zerstören.

Das ist eine Entschuldigung der Ärzte und erinnert an den Fall des Soldaten, der sich beklagte, daß sein Feind immer die Stellung wechsele und ihm nicht erlaube, ein gutes Ziel zu finden. Dieser Platzwechsel, die Unstabilität, die zentrifugalen Eigentümlichkeiten sind Yin. Das bestätigt den Yin-Charakter des Krebses. Nichts ist leichter, als diese Yin-Neigung zur Wanderung einzudämmen: Man muß nur die tägliche Zufuhr von Yin für den Kranken verringern, vor allem Wasser, Vitamin C, Früchte, Salate, Getränke und besonders Fruchtsäfte, Milch usw.

3. Die Krebszellen zerstreuen sich sehr leicht im ganzen Organismus, das verursacht viele Schwierigkeiten.

Das ist ein anderes Kennzeichen des Krebses: Die Trennung, das Auseinandergehen, die Selbständigkeit der losgelösten Teilchen... All dies bestätigt, wenn es notwendig wäre,

die extreme Yin-Natur des Krebses. Wenn nur
die moderne Medizin endlich einsehen würde,
daß hier der Weg für die fruchtbaren Untersuchungen über die Krebsfrage liegt.

4. Wenn das Ende kommt, verliert der Krebskranke immer mehr und immer schneller
Eiweißstoffe in seinem Organismus; zur
selben Zeit macht sich ein Blutverlust
bemerkbar, dessen Mechanismus man nicht
kennt.

Der Krebs ist eine Zusammenballung von
Proteinübermaß, je mehr man unausgenütztes
Protein verbraucht, um so wirksamer wird der
Mechanismus der Zusammenballung. Jede Tätigkeit entwickelt sich durch Übung. Das Blut
ist die Proteinquelle für das Innere des
Menschen, durch diese Tatsache verarmt es
mehr und mehr und immer schneller.

Woher kommt das Eiweiß, das sich im Krebs
anhäuft. Es ist augenscheinlich, daß es aus
unserem Blut gebildet wird. Und woher kommt
dieses Blut? Es versteht sich von selbst, daß
unser Blut in unseren Därmen durch die zugeführten und in den Verdauungsorganen verdauten Nahrungsmittel hergestellt wird. Das ist
meine logische Überzeugung seit mehr als
vierzig Jahren, meine vom Einzigen dialektischen Prinzip Yin - Yang abgeleitete Überzeugung. (Die Professoren K. Chishima und
K. Morishita haben es vor einigen Jahren
bewiesen, indem ihnen kinematographisch,
mikroskopisch die Darstellung der Umbildung
der verdauten Nahrungsmittel in Blut und die
der Blutkörperchen in Eiweißstoffe des
Krebses gelang.) Die Vermutung der Blutbildung im Knochenmark ist ohne wissenschaftliche Grundlage.

Die Mechanismen, die die verdauten Nahrungsmittel in Blut verwandeln und das Blut in Krebszellen, sind Yin. Diese beiden Umformungen können mit dem antagonistischen Faktor Yang umgekehrt werden. Wer diese Mechanismen kennt, kann diese Transformationen dirigieren. Diese Transformationen sind dann in einem Sinn krebsbildend, im anderen entgegengesetzt.

5. Krebs ist der furchtbarste Feind der Menschheit seit dem Altertum.

Hier haben Sie die deutlichste "Erklärung der Überheblichkeit und der Anmaßung des Menschen". Es ist die Erklärung des sogenannten christlichen Zivilisierten gegen seinen Lehrmeister. "Leiste keinen Widerstand, nicht einmal gegen das Böse!" Der Krebs ist übrigens noch nicht einmal Ihr Nachbar, er ist auch nicht der Mitbewohner Ihres Hauses, er ist kurz und gut Ihr Blutsbruder. Zeigt man ihm Feindseligkeit, so zeigt man, daß man Furcht vor ihm hat. Feindseligkeit und Furcht sind die Kennzeichen desjenigen, der weder Vertrauen in die Liebe der Allmacht, noch in deren Edelmut hat; er ist schon besiegt und erledigt. Die Furcht ist der Gewissenszustand des Geschlagenen, dem Tode Geweihten. Feindseligkeit ist die verzweifelte Mentalität des Unterlegenen. Die Heilweise der symptomatischen Medizin ist nur die Bestätigung dieser defätistischen Denkweise.

Um den Krebs zu heilen, ist es zuerst und vor allem notwendig, daß man sich um jeden Preis von dieser Mentalität frei macht.

Dr. Y. Tazaki wurde am 5. Juni 1898 geboren, er starb am 24. Mai 1963. Er war der

Vorsitzende der nationalen Bewegung zur Früh-
entdeckung des Krebses. Sein Krebs am Zahn-
fleisch wurde zwei Jahre vor seinem Tode
entdeckt, als der Krebs noch nicht größer als
ein Reiskorn war. Er hat sofort sein Testament aufgesetzt, das gleich nach seinem Tode
in einer sehr verbreiteten Monatsschrift,
"Huzin Kohron", veröffentlicht wurde. Seine
Lektüre hat mich entsetzt, und ich bedaure
den Inhalt sehr für die westliche Medizin:

Testament   28. August 1961

" Mein Fall soll nicht als Krebsfall ver -
öffentlicht werden, sondern als chronische
Entzündung des Zahnfleisches. Ich bitte darum
im Interesse meiner beiden Töchter, die noch
sehr jung sind. (Ich fürchte, daß mein Fall
ihnen Schwierigkeiten bei ihrer Verheiratung
machen könnte.)

Es gibt noch einen anderen Grund, warum
ich den Namen Krebs nicht genannt haben möchte. Seit Jahren arbeite ich in Japan an der
Verbreitung der Idee "Je früher der Krebs
entdeckt wird, um so sicherer ist die Heilung".
Ich darf nun selbst kein Beispiel hinterlassen, daß ich mich nicht selbst retten konnte.
Jeder wird entmutigt werden und das Vertrauen
in die moderne Medzin verlieren und sie als
völlig unfähig ansehen.

Es scheint mir, es ist ein Verhängnis,daß
uns der Krebs erreicht. Wir müssen zugeben,
daß der Krebs oft gerade an den Stellen
auftritt, die keiner chronischen Reizung
ausgesetzt sind.

Man darf dem Kranken niemals zugeben, er
hätte Krebs. Ist der Kranke selbst Arzt, muß

man sehr auf die Benennungen achtgeben, die
man im Gespräch mit ihm gebraucht. "

Nach diesem Testament ist es klar,
Dr. Tazaki war kein Wissenschaftler. Er war
mehr oder weniger Fatalist, und er glaubte
an die Unmöglichkeit, den Krebs zu heilen.
Er besaß also eine defätistische Mentalität.
Er war zu gefühlsgebunden, um die wissenschaftliche Wahrheit zu verkünden. Er war
immer voller Angst.

6. Die Krebsforscher haben begonnen, einen
künstlichen Krebs zu erzeugen.

1915 ist es Dr. Yamagiwa zum ersten Mal
in der Welt gelungen, den Hautkrebs künstlich
bei einer Maus zu erzeugen, nachdem er
mehrere tausend dieser Tiere zu diesem Zweck
geopfert hatte. Er rieb sie mit Teer ein, um
seine Hypothese zu erhärten, daß die Entstehung des Krebses auf eine chronische
Reizung zurückzuführen ist. Er wurde der
Begründer des Krebsinstitutes in Japan. Ich
bewundere seine Geduld und seinen Willen zum
Erfolg, ich kann aber seine experimentelle
Methode nicht anerkennen. Das ist eine auf
Erfahrung beruhende Begriffsbildung. Das ist
Konzeptualismus.

Die Untersuchungen über den Krebs beruhten
seit ihrem Beginn auf Statistiken. Einige der
Krebsforscher wurden selbst krebskrank. Man
hat daraus sofort geschlossen, daß die Materie,
mit der man täglich arbeite, chemische, krebserregende Bestandteile enthalten müsse. Welch
törichte Vorstellung! Wenn man auch festgestellt hat, daß man den Krebs durch Reizung
erzeugen kann oder mittels eines bestimmten
Produktes, hat man doch nicht festgestellt,

ob diese Reizung oder die chemische Zusammensetzung dieses Produktes die wirklichen Urheber des Krebses sind. Wäre dieser letzte Punkt einwandfrei geklärt, müßte man doch noch die optimal besten physikalischen, biologischen, chemischen und physiologischen Bedingungen dafür in Betracht ziehen, gleichzeitig müßte man auch das Land, das Geschlecht, das Alter des Kranken, die Jahreszeit usw. gründlich untersuchen. Nach all diesem läge noch die Möglichkeit einer Ausnahme vor, das heißt, es könnte immunisierende Ursachen geben. Fände man nur eine einzige, müßte man mit allen Untersuchungen von neuem beginnen, warum gerade bei diesem Kranken diese Immunität vorliegt. Arme Wissenschaft! Die Ärzte sind zufrieden, daß sie einen einzigen Punkt dieser Möglichkeiten durch Erfahrung und Schlußfolgerungen festgestellt haben, und ignorieren den Anteil von jedem anderen, selbstverständlich auch den der Immunität, deren Wirklichkeit trotzdem eine heute anerkannte Tatsache ist.

Es ist gelungen, eine große Anzahl von Krebsarten künstlich zu erzeugen: Bashfordkrebs, der von Flexner-Jobling, von Huzinami, Likubo, Kato, Yoshida usw. Doch weiß man nicht nicht, ob sie im Grunde nicht immer die gleichen sind, auch nicht, warum man sie aus verschiedenen chemischen Zusammensetzungen herstellen kann. Man kennt auch nicht ihren Mechanismus, und warum man einige von ihnen verpflanzen kann, und sie fortfahren, sich auf anderen gesunden Tieren zu entwickeln, und andere nicht, usw. Es gibt noch soviele Fragen, die der Lösung harren.

Prüfen Sie im Lichte des Einzigen, dialektischen, praktischen Prinzips alle chemischen

Substanzen, mit denen es gelungen ist, Krebs
zu erzeugen, es wird sich herausstellen, daß
sie alle Yin sind. Es sind Chinolin, Fruktose,
Rhodan, Azofarbstoffe (gefärbter Stickstoff)
usw.

7. Bei den Untersuchungen von Krebs bei
   Mäusen haben E. Bashford und M. Haarand
   gefunden, daß man diese Tiere durch
   Injektion von Zellen gesunder Tiere der
   gleichen Rasse immun machen kann, daß
   die Haut von einem Fötus, sein gesamtes
   Blut, besonders wirksam sei ...

Die gesunden Zellen und besonders die
eines Fötus und auch die jungen roten Blutkörperchen sind alle Yang! Was ist da noch
zu verstehen? Das ist beklagenswert!

8. Man kann den Krebs von einem Tier auf
   ein anderes von anderer Art verpflanzen,
   wenn dieses vorher genügend mit Röntgen-
   strahlen bestrahlt wurde, obgleich man
   es für unmöglich gehalten hat.

Für jeden, der das Einzige, dialektische
und praktische Prinzip der Philosophie Yin -
Yang nur ein wenig kennt, scheint diese Ver-
sicherung kindisch zu sein. Die Röntgen -
strahlen sind doch die stärksten Faktoren zur
Yinisation, die es gibt.

9. Dr. Sirai hat entdeckt, daß eine
   heterogene Übertragung gelingt, wenn
   sie im Gehirn vorgenommen wird.

Das ist augenscheinlich, wenn man daran
denkt, daß das Gehirn das Körperorgan ist,
das am meisten Yin ist, es liegt den Fußsohlen, die im Gegensatz dazu am meisten Yang

sind, am entgegengesetztesten. Wir selbst können Dr. Sirai sagen, daß aus dieser Tatsache heraus die Fußsohlen der Körperbezirk sind, der der heterogenen Übertragung eines Krebses den größten Widerstand entgegensetzt, besonders wenn die Füße keine Plattfüße sind, - auch, daß nach dem Gehirn die Augen, und vor allem die Haut, für die artfremde Übertragung am anfälligsten sind.

10. Die Theorie, daß ein Virus die Ursache des Krebses ist, wird immer mehr anerkannt.

Das ist eine erdichtete Verfinsterung der Wirklichkeit, die schwer zu begreifen ist. Der schlechte Detektiv, dessen Einbildungskraft verschleiert ist, glaubt sich gerechtfertigt, wenn er einen annehmbaren Angeklagten vorzeigen kann. Das Virus ist ein unsichtbarer Unbekannter, der vielleicht gar nicht existiert, er besitzt aber alle Eigenschaften des ausgezeichneten Beschuldigten, der zu seiner Verteidigung nicht gegenwärtig sein kann. Die Theorie des Virus ist ein falsches Alibi der unfähigen Ärzte, die die wahre Ursache des Krebses nicht finden können, und dessen Heilung fortfährt ihnen zu entwischen. Was die spaßhafte Theorie des "latenten Virus" betrifft, ist das die Bekräftigung des prachtvollen Unbekannten oder der sicheren und bildlich dargestellten Einbildungskraft.

11. Man kann sehr leicht einen Leberkrebs erzeugen, wenn man der Ernährung einer Ratte einen Azofarbstoff beifügt. Bei Meerschweinchen und Kaninchen ist es aber nicht möglich.

Warum? Man weiß es nicht. Jedenfalls kann
man mit der Theorie des "latenten Virus" oder
des "unauffindbaren Virus" diese Frage sehr
leicht beantworten.

Die freiwillige, auf den Mangel an Genauigkeit und Bestimmtheit gestützte Unwissenheit ist ein anderer Name für Anmaßung und
Exklusivität. Man übersieht einen Unterschied,
obwohl er ins Auge springt: der Azofarbstoff
(gefärbter Stickstoff) (= N =) ist ein
chemisches Produkt, das sehr Yin ist;die
Ratte, die ein Tier der Nacht ist - also sehr
Yang -, ist infolgedessen sehr sensibel gegen
den ihr eingegebenen Faktor Yin; das Kaninchen und das Meerschweinchen sind im
Gegensatz zur Ratte Tagtiere und außerdem
ausgesprochene Pflanzenfresser von sehr
sanfter Gemütsart - also Yin-Charaktere.
Das ist dieselbe falsche Beobachtungsart,die
die Physiologen zur vollkommenen Verwirrung
brachten über den Gegensatz Ortho-Sympathikus
(Yin) und Para-Sympathikus (Yang), wenn man
die verschiedenen Organe unter dem Gesichtspunkt von Yin und Yang betrachtet. Die
Krebsforscher kennen aber weder Biologie
noch Zoologie.

12. Die durch die Nishiyama (Glukose) -
Methode künstlich erzeugten Krebsarten
von W. C. Heuper (Nickel), von
Sakurada (Farbstoffe) von B. S. und
E. T. Oppenheimer (chemische
makromolekulare Einpflanzungen) können
in der Form von Sarkomen erscheinen.
Diese Stoffe, obgleich chemisch vollkommen verschieden, ergeben die
gleichen Resultate. Das ist vollkommen
unbegreiflich. Aber wir können alle
diese Unverständlichkeiten durch die

Theorie des "latenten Virus" erhellen.

Man kann nicht besser zugestehen, daß der Begriff "latentes Virus" nur eine Hypothese einer außerordentlichen Einbildungskraft ist.

13. Man kann sich vorstellen, daß das Virus des Krebses folgende Kennzeichen haben müßte:
    a) es muß immer bei allen Tieren auftreten, bei denen Krebs erwartet werden kann,
    b) jede Art von Krebs hat ihr besonderes Virus, und jedes Virus hat verschiedene Spielarten,
    c) die verschiedenen Viren können die gleiche Art von Krebs erzeugen nach der Art des Tieres,
    d) das "latente" Virus kann durch eine gewisse Umbildung der Zellen (das ist im allgemeinen nicht notwendig) aktiv werden.

Man kann sich Mühe geben, solche Charakteristiken zu finden. Aber man braucht nicht verzweifelt zu sein, wenn sie nicht auftreten, da das "latente Virus" nicht existieren kann. Welch tragische und traurige Perspektive! Das ist eine wahrhaft hoffnungslose Spekulation!

14. Am schwierigsten zu begreifen ist, daß man durch eingepflanzte chemische, makromolekulare Produkte seit mehr als einem Jahr im Organismus Sarkom erzeugen kann. Das ist vollkommen abwegig.

Man übersieht einfach nur, daß es ein makromolekulares Yang und ein ebensolches Yin gibt. Mit dem stärksten Yang und dem stärksten Yin erhält man genau vollkommen entgegengesetzte Resultate.

15. R. Sasaki und T. Yosida ist es gelungen, Krebs bei Ratten zu erzeugen, indem sie ihnen während 250 - 300 Tagen Ortho-amino-azotoluol gaben. Unter diesen Bedigungen entwickelte er sich ohne Ausnahme bei allen Ratten. Das ist ein erstaunlicher Bericht. R. Kinosita hat gefunden, daß man mit dem Buttergelb in 150 Tagen Krebs erzeugen kann. Das gleiche gilt für Azofarbstoffe (gefärbte Stickstoffe).

16. Der Krebs kann vielleicht auch durch "Kangri" (Yang), durch Röntgenstrahlen, durch Radium, durch ultraviolette Strahlen (Yin) usw. erreicht werden...

Das ist nicht erstaunlich, wenn man sich erinnert, daß man mit zwei antagonistischen Faktoren das gleiche Resultat erzielen kann: zum Beispiel wird die Haut "verbrannt" bei der Berührung von außerordentlich kalten Gegenständen genau wie durch Feuer.

17. Man kann diesen Krebs verhindern oder ihn verhüten mit pulverisierter Leber.

Die Leber ist eines der fünf Organe, die nach der dialektischen Medizin am meisten Yang sind. Die Mutter von Pearl S. Buck wußte das auch (lesen Sie den Roman "Die Mutter" von Pearl S. Buck). Der Krebs ist ein Erzeugnis des Übermaßes von Yin-Faktoren.

18. Professor Nagayo wurde einstimmig zum ersten Präsidenten des Krebsinstitutes in Japan ernannt. Nach zwei Monaten, im Juni, wurde er krank, er starb am

16. August des gleichen Jahres.
Professor Nishina, der berühmteste
Spezialist, bekam Leberkrebs und starb
innerhalb von zwei Monaten. Der Leberkrebs ist der furchtbarste; man kennt
bis heute noch keine Behandlungsweise
gegen ihn.

Auch Dr. Y. Tazaki, Direktor des National
Krebskrankenhauses, starb an Krebs,
Dr. T. Tamiya, der Präsident des gleichen
Krankenhauses, starb ebenfalls an Krebs.
Jedermann weiß längst, daß pulverisierte
Leber sehr wirksam ist, um Krebs zu verhin-
dern. Aber noch kein einziger Spezialist hat
nachgeforscht, durch welchen Mechanismus das
geschieht. Das ist eine unglaubliche Tatsache.
Ist es Faulheit, Nachlässigkeit, Unfähigkeit
oder wissenschaftliche Farbenblindheit?

Können die Ärzte, die diesen für die ganze
Menschheit so lebenswichtigen Beruf für sich
allein beanspruchen, so unwissend sein?
Fühlen sie nicht ihre Verantwortlichkeit,
ihre Pflicht, nachzudenken und Selbstkritik
zu üben? Wäre das Wissen über eine solche
Unverantwortlichkeit den ersten Kaisern von
China klar geworden, hätten sie den Befehl
gegeben, alle Ärzte zu verbrennen oder lebendig zu begraben. Hätte der Präsident der
Vereinigten Staaten eine entschleierte
Urteilskraft gehabt, hätte er sofort eine
Erklärung zur Abschaffung sämtlicher
medizinischer Institute öffentlich bekannt-
gegeben und die Auflösung des medizinischen
Berufes, anstatt die "Prohibition" oder den
nationalen Warnruf gegen die Zigarette zu
befehlen.

19. Nach Dr. F. R. White vermindert sich

die Stickstoffmenge in den Krebszellen
nicht, wenn das Tier eine von Stickstoff ganz oder fast freie Ernährung
erhält. Das bedeutet, daß die Krebszellen den Stickstoff des Tieres vorwegnehmen, um sich zu entwickeln.

Man muß sehr ernsthaft über das Problem
der Proteine nachdenken, nachdem man die drei
von Terroine 1933 veröffentlichten Bücher
gelesen hat - besonders das Kapitel
"Verschwindet der Stickstoff?". In diesem
Werk prüft Terroine 51 Abhandlungen, die
von verschiedenen Autoren veröffentlicht
wurden. Ein anderes, kürzlich erschienenes
Buch "Biologische Transmutation" von
L. Kervran (1962) kann die Feststellungen
des Autors in dem Text, den wir prüfen, umstoßen.

20. Das Verhalten der Krebszellen hängt
    nicht von ihrer Zufuhr von Sauerstoff
    ab.

Unter vielem anderen ist das eines der
interessantesten Zeichen, das bestätigt, daß
der Krebs eine Anhäufung von Yin-Faktoren im
Übermaß ist. Da der Krebs Yin ist, hat er
keinen Yin-Sauerstoff nötig.

21. In den U.S.A. sterben jährlich
    220 000 Menschen an Krebs.
    70 000 untersuchte Krebskranke wurden
    geheilt. Die Sterblichkeit würde abnehmen, wenn die krebsbekämpfenden
    Institute besser ausgebaut wären.

Das ist die fromme Hoffnung einer Hypothese. Hoffen wir es. Aber einmal sollte man die
wahre Natur des Krebses erkennen, man sollte

alle Feindseligkeit gegen ihn aufgeben. Man sollte ihm gegenüber eine andere Haltung einnehmen. Der Friede, die Freiheit, das Glück, die Gerechtigkeit sollten auf Erden herrschen.

Wir haben in diesem Kapitel Gelegenheit gehabt, die feindliche, exklusive Mentalität der westlichen Medizin zu prüfen. Sie will alle Mikroben ausschalten, eine von allen Bazillen und Viren gereinigte Welt schaffen. Sie stellt sich eine Welt ohne Leid, ohne Übeltäter vor! Kann sie denn nicht sehen, daß das Gute und das Böse - der Wohltäter und der Übeltäter - die beiden gleichermaßen notwenigen Kräfte derselben einen Wirklichkeit des universellen Lebens sind!

Anmerkung:
Die Nummern 1 - 21 sind Auszüge aus einem Buch "Der Krebs" von Dr. W. Nakahara, Präsident des Krebsinstitutes in Japan, veröffentlicht im Verlag Iwanami (1963, 11. Auflage).

Das Virus

Die nukleare Wissenschaft hat herausgefunden,

daß die Materie die Nicht-Materie ist,
daß die Energie nicht von nirgendwoher
 kommt.

Diese Unsinnigkeit ließ Prof. Bridgman
verzweifeln. - Er nahm sich das Leben.

Die wissenschaftliche Medizin hat endlich
den "König aller Mörder" der ganzen Menschheit gefunden, und
dieser "König aller Mörder" ist sichtbar
 und unsichtbar.
Er ist physisch und gleichzeitig
 metaphysisch.
Er ist das Leben und gleichzeitig der Tod.
Er existiert und existiert nicht: das VIRUS
(Phantom oder Alpdruck der symptomatischen
 Medizin).

Diese Unsinnigkeit hat Tausende von verzweifelten Ärzten verzehrt, und noch tausende
werden das gleiche Schicksal haben ...
Sie wird eines Tages die ganze Medizin
verzehren.

Die Menschheit ohne Mediziner?
Doch nein. Der König Virus wird die Schuppen
von den Augen der Menschen fallen lassen,
der Mensch wird nachsinnen über alle Gebiete
des unendlichen Alls, das das ewige Leben ist.
Eine neue fundamentale und göttliche Medizin
wird der Mensch dem Virus schulden, eine
Medizin, die allwissend und allmächtig ist.

Eine neue Wissenschaft wird kommen, und

das Leben und der Mensch werden in ihrem Mittelpunkt stehen, nicht nach der analytischen, dualistischen Art eines Descartes - nein, universell, panoramisch und paradox.

VI. Kapitel

DIE DIALEKTISCHE UND PRAKTISCHE MEDIZIN

Über den Wolkenbergen von jungfräulichem, strahlendem Weiß, verdunkelt von Unsicherheit und Furcht für alle, die von unten hinaufschauen, bin ich glücklich beim Nachdenken über die herrliche panoramische Sicht des Unendlichen, außerhalb der Grenzen von Raum und Zeit. Ich sitze bequem auf einem kleinen, fliegenden Teppich des Ostens. Ich kann sehen: ich sehe Ost und West, die Vergangenheit und die Zukunft mit meinem kleinen Taschen-Fernsehapparat, der Millionen und aber Millionen Jahre alt ist, und der Phantasie heißt.

Auf der Erde laufen die Szenen eines interessanten Schauspiels ab. Im Westen ist es das Finale der "wissenschaftlichen und technischen Zivilisation". Ein erregtes, erschüttertes, zerrissenes Finale, im nuklearen Durcheinander untergehend. Im Osten läuft der Zwischenakt; der Vorhang ist gefallen, die Schauspieler, die den "schlafenden Drachen" spielen müssen, schlafen tief. Sie sind sehr müde. Sie haben lange "Lux ex Oriente" und "die Kolonisation" gespielt.

Die nächste Szene wird "Der universelle Friede" sein. Die ganze Welt wartet darauf. Wann wird das Spiel beginnen? Niemand weiß es. Wir wollen Raum und Zeit mit unserem kleinen Fernsehapparat sehen und hören:

Es sind 5 000 Jahre her, daß zwei voneinander unabhängige Gruppen der Zivilisation

auf der Erde herrschten. Zuerst im Osten, dann
im Westen. Diese beiden gegensätzlichen Zivilisationen waren monistisch, fromm und
arbeitsam. Es wurde dunkel um die zweite, und
sie versank vor ungefähr 2 000 Jahren durch
die Gewaltsamkeit einer dualistischen Zivilisation der Macht, die am Ufer des Mittelmeers
geboren wurde. Alles, was einen Anfang hat,
hat auch ein Ende. Diese dritte Zivilisation
der Gewalt brachte eine sittliche Lehre der
östlichen Zivilisation mit, eine Lehre, die
sehr friedliebend war, und der Regierung
eines unwissenden, gehorsamen und fleißigen
Volkes sehr nützlich und leicht einführbar
schien. Die beiden Gegensätze zogen sich an:
Die Zivilisation der physischen Gewalt
braucht zu ihrer Vollständigkeit eine Zivilisation der moralischen Kraft.

Aber die Zivilisation der physischen
Gewalt, die die alte Welt umfaßt hatte, schuf
das Reich des Überflusses und des Mißbrauchs.
Überfluß und Mißbrauch erzeugen Faulheit,
schwächen die physische Kraft der Zivilisation der Eroberer. Noch mehr, die sittliche,
von der östlichen Zivilisation entlehnte
Lehre macht das Volk viel sanfter, gehorsamer,
weniger auflehnend, und schließlich erzeugt
sie Sklaven. Die Zivilisation der physischen
Kraft erlahmt, verschwindet, und zurück
bleibt die Morallehre, die sich Christentum
nennt, sie herrscht an ihrer Stelle. Eine
Zeitlang wird die Welt von dieser moralischen,
schwärmerischen Kraft beherrscht, die aus dem
physischen und politischen Einfluß des
entschwundenen Reiches Nutzen zieht. Dieser
eingeführte, religiöse Dualismus hat weder
die politische noch physische Kraft, die ihn
stärkt. Natürlicherweise erlahmt er seiner-
seits und läßt die Welt in Finsternis zurück.

Eine neue dualistische Schule der Gewalt
ersteht in dieser Finsternis. Sie wächst
schnell, überwindet viele Schwierigkeiten
und alle Heiligtümer, die von der gestürzten,
religiösen Lehre geblieben sind.

Diese neue dualistische Kraft nennt sich
"Wissenschaft und Technik". Nachdem sie das
christliche Reich vollkommen zerstört hat,
erstrebt sie mit Riesenschritten und ungeheurer
Schnelligkeit die Herrschaft der
physischen Welt. Sie forscht bis zum Grunde
der Materie, bis zur nuklearen Welt, um ihren
Sieg auf eine feste Grundlage zu stellen und
für immer aufzubauen. Aber "aller Anfang hat
ein Ende" in dieser endlichen und relativen
Welt. Die Zivilisation "Wissenschaft und
Technik" beginnt, von ihrem eigenen Sohn
"dem Geld" angegriffen zu werden. Der Sohn
lebt, indem er die Früchte seiner Mutter
"Wissenschaft und Technik" ausbeutet. Er
organisiert Industrie und Handel. Er errichtet
Organisationen, die lehnspflichtigen,
wiedererstandenen Könige. Diese Organisationen
gründen einen Verteidigungs- und
Angriffsbund, um den Prinzen "Geld" allein
zu beherrschen. Der Kampf beginnt von neuem.
Jeder Beginn hat sein Ende... Der Sieger
wird zum Besiegten. Der neue Kämpfer
erscheint auf der Bühne: der Arbeiter !
Er wird die ganze Welt, die ganze Zivilisation
beherrschen.

Der Letzte wird der Erste werden. Der
Arbeiter wird bald die Welt beherrschen.
Aber keiner entgeht seinem Schicksal!
Dieser Letzte wird dem allmächtigen Feind
"Krankheit" unterliegen. Die Armee "Krankheit"
hat ihre Mörder-Generale:Krebs, Allergie,
Herzkrankheiten usw... und ihre Mörder-

Admirale: Epilepsie, Schizophrenie, Wahnsinn..
Niemand kann sich retten. Der Wahnsinn ist
die schrecklichste Krankheit. Er ist es, der
dazu treibt, immer mächtigere und schreck-
lichere Mordwaffen zu ersinnen. Er hat seine
unzähligen Helfer, die er in die Gehirne
aller schickt, und denen es gelingt, die
höchste Urteilskraft eines jeden zu verdunkeln.

Die größte und mächtigste Mordmaschine der
Armee "Krankheit" ist die Ernährung. Durch
sie kann sie unfehlbar jedes Geschöpf mit
Zielsicherheit und Genauigkeit töten, da das
Individuum immer wieder seinen unsichtbaren
und begehrten Schlingen, der gefühlsmäßigen
Blindheit des Geschmackes, verfällt.

Die Zivilisation des Ostens blieb lange
für die östlichen Völker maßgebend: sie
lebten ruhig, fromm, gehorsam, gelehrig,
ehrenhaft und arbeitsam im Frieden. Aber das
Gesetz des Anfangs und des Endes herrscht
über alles. Die Zeit vergeht; Jahrhunderte
um Jahrhunderte. Diese Völker wurden und werden immer schwächer, gehorsamer, lehnen sich
immer weniger auf, nehmen alles dankbar und
freudig hin bis zu dem Punkt, da alle ihre
Länder durch die Zivilisation der Gewalt
kolonisiert werden. Sie tun es freiwillig
und unfreiwillig. Und heute sind sie mit den
Völkern des Westens in den universellen,
dualistischen Kampf verwickelt: Menschheit
gegen Krankheit.

Die wissenschaftliche und technische Zivilisation regiert heute die ganze Welt. Aber
sie wird den Angriffen der Armee "Krankheit"
unterliegen. Ihre Medizin, die Schwester von
Wissenschaft und Technik, wird vom Geld

beherrscht. Sie ist so geführt, daß sie nur
noch die Symptome angreifen kann, die äußeren
Merkmale der Besatzungsmacht Krankheit. Sie
weiß nicht, wie man die Krankheit selbst
angreifen kann. Wenn die symptomatische Medizin sich nicht reformiert, wird das das Ende
der Zivilisation, der Menschheit sein.

Jede Zivilisation, wie jedes Individuum,
verliert die Wertschätzung des Glückes - sie
unterliegen, weil sie anmaßend, egozentrisch
und herrschsüchtig geworden sind. Die Dualisten werden von dem Gesetz Anfang - Ende
beherrscht. Das ist der Grund, warum alle
Diktaturen, die eine wie die andere, dem
Untergang geweiht sind.

Nur was keinen Anfang hat, hat auch kein
Ende: Die Ordnung des unendlichen Alls, das
Absolute-Unendliche (das man in alten Zeiten
Gott nannte), die absolute Gerechtigkeit, die
unendliche Freiheit, die höchste Urteilskraft,
die Liebe, die alles ohne Ausnahme umfaßt, die
göttliche Gnade, das ewige Leben... Alle
diese Namen sind Umschreibungen eines Einzigen: Das Leben. Es selbst ist die Ordnung des
unendlichen Alls, das alles belebt und unaufhörlich in dieser endlichen und relativen
Welt umgestaltet. Das Leben ist einmalig,
allmächtig, allwissend und allgegenwärtig.
Alles, was sich darauf aufbaut, ist ewig und
allmächtig.

Unglücklicherweise ist die Medizin, die
zur wissenschaftlichen, technischen Zivilisation gehört, nicht auf das universelle und
ewige Leben gegründet. Darum kann sie nicht
gegen die Krankheit kämpfen, darum macht sie
sich jedes zerstörende Werkzeug zu Nutzen:
das Radium, die Giftgase des Krieges, die

Röntgen-Strahlen, das radioaktive Kobalt, die
Neutronen usw. Alles ist gut, was gut zerstört.
Sie weiß noch nicht, daß die Krankheit die
allernützlichste Alarmglocke ist, die uns das
Leben zum Geschenk gemacht hat.

Die Medizin des Ostens, deren Prinzip das
Studium dieses ewigen Lebens ist, ist der
Medizin des Westens vollkommen fremd. Sie ist
dialektisch, logisch, fundamental. Sie greift
die Symptome, die doch Resultate sind, nicht
an. Sicher weiß sie von der Existenz Hunderter
von symptomatischen Heilmitteln, aber sie verweist sie in den Hinterladen. Ihre Methode
ist fundamental, beruht auf Ernährung und
Erziehung. Die Medizin des Ostens ist vor
allem eine philosophische Schule, in der man
ein langes, glückliches, unterhaltendes Leben
lernt, ohne daß man von der Medizin abhängig
ist, ohne daß man andere belästigt. Die Medizin ist ein Teil der Philosophie. Diese
Philosophie kennt das Wort "unheilbar" nicht.
Ich habe sie seit 50 Jahren vorwiegend in
Japan studiert, ausgeübt und gelehrt. An
meinem 60. Geburtstag habe ich mein Vaterland verlassen mit dem Ziel, ein Land zu
finden, in dem diese Medizin weder anwendbar
noch wirksam sei. Ich bin nach Indien gegangen. Ich habe dort viele in Japan unbekannte
Krankheiten angetroffen: Lepra, Leukoderma,
Hodgkinsche Krankheit usw. Alle waren von der
wissenschaftlichen Medizin als "unheilbar"
erklärt und sind durch unsere zu heilen.

Dann bin ich ins Schwarze Afrika gegangen,
dort wollte ich, wenn möglich, Dr. Schweitzer
für immer helfen. Ich wußte damals nicht, daß
er nur Chirurg ist, der nur die allersymptomatischste Medizin studiert hat, damit er im
Schwarzen Afrika wie ein "Zauber-Doktor"

empfangen werden kann. Er hat nicht die
geringste Vorstellung von einer monistischen,
dialektischen Philosophie des Lebens. Jeden
Tag tötet er Billionen Mikroben. Er wirft
allen Unrat seines Operationssaales in den
heiligen Fluß Ogowe. Er operiert, er amputiert.
Unaufhörlich hört man das Wehklagen
der armen Schwarzen. Viele Nächte habe ich
wegen dieser schreienden Kranken nicht geschlafen.

Ich habe angefangen zu lehren, wie man
ohne Amputation, ohne Arznei, nur durch eine
einfache und natürliche Ernährung die Krankheit
heilen kann. Epilepsie, Hodgkinsche
Krankheit, Lepra, tropische Geschwüre,
Asthma usw. Alle gräßlichen tropischen
Krankheiten wurden ohne Schwierigkeit geheilt.
Immer mehr und mehr Kranke kamen zu
mir. Ich zog in die protestantische Mission
von Andende um, zwei Kilometer den heiligen
Fluß stromaufwärts, in eine alte Hütte, die
vor 40 Jahren die Wohnklinik Dr. Schweitzers
gewesen war.

Die Schwarzen folgten mir. Neue kamen von
weit her durch den Urwald auf kleinen Einbaumbooten.
Für einige betrug der Weg 2oo km.
Jeden Morgen öffnete ich die Fenster und sah
im Hof Schwarze um Schwarze, junge und alte.
Eines Morgens hörte ich sagen, daß niemand
ins Krankenhaus des Großen Doktors gekommen
sei, alle Kranken waren zu mir gekommen.

Das konnte so nicht weitergehen. Ich war
ganz allein mit meiner Frau. Im Krankenhaus
gab es mehr als 4o Angestellte. Ich schloß
meine Beratungen. Ich erklärte, ich jage
alle Schwarzen fort.

Am anderen Morgen öffnete ich das Fenster. Es war niemand im Hof. Ich ging hinaus, um mit meiner Frau zum ersten Mal seit einigen Wochen einen Ausgang zu machen. Plötzlich sahen wir uns von Schwarzen umringt. Sie kamen aus dem Urwald von allen Seiten. Andere kamen unter unserem Haus hervor, dort hatten sie ruhig die Nacht verbracht... Es war nichts zu machen.

Ein Häuptling kam, um mich zu sehen. Zuerst fragte er, ob ich nicht ganz bei ihnen bleiben wolle:

Wir bauen dir ein Krankenhaus, wie wir es für den Großen Doktor getan haben..

Es geht uns heute viel besser als seit 35 Jahren. Seit der Große Doktor bei uns ist, sind wir so schwach geworden, wir haben keine Widerstandskraft mehr gegen Krankheiten, die es vorher gar nicht gab. Drei Stämme sind vollkommen ausgestorben. Der Große Doktor hat uns viele Dinge gebracht, von denen manche sicher schlecht sind: Wein, Kondensmilch, Medikamente, Amputationen. Die Hälfte aller, die ins Krankenhaus kommen, verlassen es amputiert, sie sind für immer Invalide. Die andere Hälfte bleibt dort und muß arbeiten als Angestellte, Krankenschwestern, Köche, Schreiner, Gärtner.. Wir sind arme Sklaven geworden durch die Medizin. Aber du brauchst keine Medikamente, du amputierst nicht, du sagst uns nur, wie wir essen müssen, um uns selbst wieder gesund zu machen.

Bleibe für immer bei uns, wir bitten dich darum...

Ihre offene kindliche Einfalt hat uns so

gerührt, daß auch meine Frau für immer bei ihnen bleiben wollte.

Aber dann trat ein trauriges Ereignis ein, das uns zwang, dieses liebenswerte Volk zu verlassen. (Siehe den Bericht im Anhang.)

Im Schwarzen Afrika habe ich die Vielfalt der Fehler kennengelernt, die von der symptomatischen Medizin begangen werden: iatrogene Krankheiten, falsche Diagnosen, unnötige Verstümmelungen usw. Ein Beispiel für viele: Die weißen Ärzte erklären, die Schwarzen sind sexuell sehr unmoralisch, fast alle hätten Gonorrhoe. Man nimmt bei allen schmerzhafte Behandlungen vor. Den ganzen Tag hört man die verzweifelten Schreie der Schwarzen in dem kleinen Dorf Lambarene. Aber in Wirklichkeit handelt es sich nicht um richtige Fälle von Gonorrhoe. Die einheimische Bevölkerung ist nicht sehr zahlreich, es gibt kaum Prostituierte. Die Eingeborenen sind nicht besonders unmoralisch. Aber wenn man viele Früchte ißt, die sehr reich an Vitamin C sind, wie Mango und Avocados (Advokatenbirnen), entsteht eine Entzündung der Harnröhre, oft auch der Blase, die Erscheinungen aufweist, die denen sehr ähnlich sind, die die Gonorrhoe erzeugt.

Ich habe im Urwald von Afrika die Hölle in Tätigkeit gesehen; ich habe den Unterschied zwischen der schwarzen und der weißen Mentalität festgestellt und auch die fundamentalen Mißverständnisse, die zwischen beiden entstehen. Die Verschiedenheiten zwischen diesen Mentalitäten scheinen mir die gleichen zu sein, wie sie zwischen dem Osten und dem Westen bestehen, zwischen der Mentalität der weißen Menschen und der der

farbigen Menschen. Diese Verschiedenheit
beruht auf einer verschiedenen Weltauffassung,
auf einer verschiedenen Philosophie. Die
Philosophie der farbigen Menschen war mehrere
tausend Jahre echt monistisch; jetzt ist sie
mehr oder weniger zerstört, zerrissen und zur
Hälfte kolonisiert. Andererseits ist die
dualistische Philosophie, die sich seit
ungefähr 2 000 Jahren bei den Weißen durchge-
setzt hat, heute noch einmal völlig zu über-
prüfen; seit der Entdeckung der nuklearen
Welt scheint es, daß man alle Grundsätze und
Gesetze revidieren muß, die die Experimentalwissenschaft fand und für immer gültig dachte.
Die Weißen, wie die Schwarzen, befinden sich
in einer Sackgasse, aus der sie sich vergebens zu retten bemühen.

Das ist der Grund, daß ich Ihnen vor-
schlage, die Philosophie-Medizin des Fernen
Ostens aufmerksam zu studieren. Man kann
glauben, daß sie heute verschwunden sei,
verjagt von der wissenschaftlichen, technischen Zivilisation - sie ist auch von den
Menschen im Osten fast völlig vergessen. Ohne
Führung, die heute sehr schwer zu finden ist,
ist sie für die Zivilisierten nicht annehmbar.

Die östliche Philosophie-Medizin gewähr-
leistet unendliche Freiheit, ewiges Glück
und absolute Gerechtigkeit. Physiologisch
und biologisch gesehen tritt sie als
Gesundheit in Erscheinung. Familiär und so-
zial ist sie der Friede. Ihre Ausübung ist
sehr einfach: Sie ist eine tägliche biologische und physiologische Lehre. Wenn Sie sie
vielleicht noch spät in Ihrem Leben beginnen
wollen, wird es Ihnen leichter fallen, sie
geistig zu studieren, das heißt sie zuerst
begrifflich zu verstehen. Wir wollen mit der

Definition der Gesundheit anfangen. Nach unserer Philosophie-Medizin wird die Gesundheit durch folgende Eigenschaften gekennzeichnet:

1. Keine Müdigkeit (wie ein Primitiver, der den ganzen Tag einem Wild nachjagt, der nur anhält, weil er Hunger hat, um zu essen, aber niemals aus Müdigkeit).

2. Guter Appetit (der Appetit desjenigen, der immer Hunger hat, der gar nicht weiß, was das Wort "Feinschmecker" bedeutet, der, gleichgültig wie einfach das Gericht ist, es voll Dankbarkeit genießt.)

3. Guter Schlaf (wie derjenige, der nach seinem Willen in drei Minuten in tiefen Schlaf fällt - gleichgültig wann und wo, der sich während des Schlafens nicht rührt, der keine Träume hat, erst recht keine Alpträume, der zur Stunde, die er sich gesetzt hat, mit mechanischer Genauigkeit aufwacht; der aufsteht und sich auf seine vorgenommene Arbeit stürzt, wie ein Löwe auf einen Hasen. Schläft man länger als sechs Stunden, so ist das Faulheit oder Krankheit, drei bis vier Stunden Schlaf genügen vollkommen, wenn man sich wohl fühlt. Schlafen ist eine schlechte Gewohnheit. Wenn Sie lange schlafen wollen, können Sie dies so lange Sie wollen nach Ihrem Tode tun.)

Diese drei Bedingungen der Gesundheit sind physiologisch. Erfüllen Sie sie, können Sie sich fünf Punkte für jede gut schreiben; das ergibt ein Maximum von 15 Punkten.

4. Gutes Gedächtnis (Nichts vergessen. Das

ist sehr wichtig. Es ist die Grundbedingung unseres Daseins und unseres Glückes. Ohne Gedächtnis hat man keine Urteilskraft und ohne Urteilskraft keine Persönlichkeit. Sie können kein glückliches, unterhaltendes Leben führen, wenn Sie kein gutes Gedächtnis haben.)

5. Niemals in Zorn geraten (Niemals sich ärgern, gleichgültig welchen boshaften Anschuldigungen, Gemeinheiten, Angriffen oder lächerlichen Kritiken man ausgesetzt ist.)

6. Rasches Urteil und rasche Handlung.

Diese drei Bedingungen sind geistig und psychologisch. Wenn Sie sie erfüllen, gewinnen Sie 10 Punkte für jede, also ein Maximum von 30 Punkten.

7. Gerechtigkeitssinn (Der Gradmesser ihres Urteils muß die absolute Gerechtigkeit sein. Zählt die Bevölkerung Ihres Landes 1oo ooo ooo Einwohner und erzeugt es 1oo ooo ooo Äpfel im Jahr, dann steht Ihnen ein Apfel im Jahr zu. Essen Sie aber jeden Tag einen, greifen Sie in die Rechte von 364 Landsleuten ein, sei es durch direkte Gewalt, sei es indirekte Gewalt, die man "Geld" nennt. Unter dem Gesichtspunkt der Gerechtigkeit sind Sie ein Verbrecher.)

Besitzen Sie diesen Begriff von Gerechtigkeit, können Sie sich 55 Punkte anrechnen. Rechnen Sie alle Punkte zusammen, haben Sie 100 Punkte, dann ist Ihre Gesundheit vollkommen. Ihr Glück ist ewig, Ihre Freiheit unendlich und Ihre Gerechtigkeit absolut.

Eines ist noch zu beachten: Sie können sich nur 5 oder 0 für die drei ersten Bedingungen gut schreiben, 10 oder 0 für die zweiten, 55 oder 0 für die dritten. Die Gesundheit, wie die Freiheit, die Ehre und die Wahrheit folgen dem Gesetz von "Alles oder Nichts".

Eine solche Gesundheit können Sie sich selbst erwerben, wenn Sie der dialektischen Philosophie-Medizin folgen, die ich die "Makrobiotik" nenne. Ich habe sie studiert und lehre sie seit fünfzig Jahren. Millionen meiner erschienenen Bücher sind verkauft. Aber es ist fast unmöglich, eines davon durch Zufall zu finden. Die Leser verkaufen sie nicht, nachdem sie von ihren Krankheiten erlöst wurden. Sie hüten sie als Erinnerung oder als Auskunftsbücher für die Zukunft.

Vergessen Sie nicht, ich wiederhole es Ihnen noch einmal: unsere Philosophie-Medizin garantiert nicht nur körperliche Gesundheit, sie macht auch das Tor zum ewigen Glück, zur unendlichen Freiheit und absoluten Gerechtigkeit weit auf. Sie schützt Sie gegen Unfälle, da eine vollkommene Gesundheit Ihre höchste Urteilskraft (besondere, geistige Wachsamkeit) oder Hellsichtigkeit entschleiert. In Japan, in Europa, in den U. S. A. haben wir zahlreiche Zeugnisse dafür, aber ich will Ihnen hier keine Liste davon geben. Wenn Sie Beweise verlangen oder ein "Zeichen", gehören Sie zu denen, die hören und sehen, aber nicht begreifen. Trotzdem rate ich Ihnen, während zwei oder drei Wochen nur die Lehren dieser Philosophie zu befolgen; dieser Versuch wird genügen, selbst den Wert dieser praktischen Philosophie zu erkennen und ihre Wahrheit zu begreifen.

Zum Abschluß möchte ich Sie daran erinnern, daß es in Japan allein mindestens 15 nicht öffentlich bekannte Schulen gibt, die sich der orientalischen Philosophie rühmen.

Es versteht sich von selbst, daß es mir unmöglich ist - im Rahmen dieses kleinen Buches -, Ihnen die dialektische und praktische Philosophie-Medizin in ihrer Vollständigkeit darzustellen. Ich konnte Ihnen nur eine kurze Einführung oder Einladung in eine andere Welt geben.

Und noch einmal, was ist die dialektische und praktische Medizin?

Es ist die Medizin der Gerechtigkeit. Das Wort Gerechtigkeit stellt vor meine Augen die Justizpaläste, die ich in so vielen westlichen Ländern gesehen habe: ein viereckiges, kaltes, strenges Gebäude, ernst im Äußeren und dunkel, eisig, böse, grausam im Inneren. Die östliche Gerechtigkeit ist im Gegensatz dazu fröhlich, familiär, liebenswürdig und liebenswert. Es ist ein anderer Name für die Liebe, die alles einschließt, die göttliche Liebe. Die Gerechtigkeit ist die Mutter aller Dinge. Sie ist der Geist jeglichen Daseins. Sie ist das Wesen des unendlichen Alls - des Lebens.

Sie schenkt uns alles, alles bereitet sie uns zu, nichts fehlt. Wir haben nur alles mit größter Dankbarkeit anzunehmen: gutes und schlechtes Wetter, Hitze und Kälte, Hunger und Überfluß, Schwierigkeiten und Freuden, Feinde wie Freunde, Übeltäter und Wohltäter. Es ist keine Ausnahme erlaubt. Für nichts darf man eine besondere Vorliebe haben.Haben

Sie aber doch eine, dann haben Sie sie nur in
ein gutes Verhältnis von Yin und Yang zu
stellen. Das Gleichgewicht zwischen Yin und
Yang ist die größte und kostbarste Kraft in
unserem Leben. Die familiäre, schulische,
soziale, kulturelle, wissenschaftliche und
technische Schulung vertieft sich in der
Lehre der Methode, durch die man dieses
Gleichgewicht herzustellen lernt. Diese Erziehung beginnt am ersten Tag Ihres Daseins
auf diesem Planeten, neun Monate, ja, noch
früher vor Ihrer Geburt.

Die östliche Erziehung ist fundamental,
physiologisch und vor allem embryologisch.
Sie können sich vorstellen, daß die nach
einer solchen Erziehung gewonnene Gesundheit
unerschütterlich ist, die Familie, die eine
solche Gesundheit formt, sehr glücklich, die
Gesellschaft, die solche Familien bildet, sehr
fest, und daß der Friede der Welt nur auf
einer solchen Gesellschaft aufgebaut sein
kann. Das ist die fundamentale Theorie der
Gesellschaftsordnung und der Regierungsprinzipien des Ostens.

Doch wurde die weibliche Zivilisation des
Ostens durch die männliche Zivilisation des
Westens überfallen und kolonisiert. Man muß
anfangen, die alten, embryologischen, biologischen und physiologischen Erziehungsmethoden der berühmten Bücher und Satzungen wieder
auszugraben: die Veden, Charak, Samhita,
Tao-te-king, I-king, Somon-Reisou, Manou
(sehr biologisch und physiologisch) usw.

Wie ist die Mentalität eines Volkes, das
durch eine solche Erziehung geformt wurde ?
Lévy-Brühl hat sie die "Primitive Mentalität"
in seinen großartigen, berühmten Büchern

getauft. Vor 4o Jahren habe ich diese Bücher
gelesen. Die Lektüre war derart interessant,
daß ich nicht anders konnte, ich mußte diesen
großen Meister der französischen Philosophie
besuchen. Ich habe dort entdeckt, daß unsere
traditionelle, als "Primitiv angesehene Mentalität" den Zivilisierten vollkommen unbegreiflich ist.

Die Mentalität der Nicht-Zivilisierten,
der Unterentwickelten, der Kolonisierten, der
Farbigen oder der Primitiven, die durch diese
philosophische, dialektisch paradoxe und
praktische Erziehung gebildet wurde, ist
angenehm: Alles gehorsam und mit tiefer
Dankbarkeit ohne jeden Widerspruch annehmen.
Es ist die Bescheidenheit, die Demut ohne
Bedingung, das "Ich" wird als das Allerkleinste, das Elendeste, das Unwissendste, das
Grausamste, das Geizigste angesehen. Ohne
diese Auffassung des gegenwärtigen "Ichs"
wird es niemals die Verwirklichung des idealen "Ichs" geben. Die Zivilisierten, die ich
kennengelernt habe, haben mit sehr wenigen
Ausnahmen die genau entgegengesetzte Denkweise. Sie halten sich für die Weisesten, die
Ehrenhaftesten, die Stärksten, die Größten.

Unter dem Klima der Gehorsamkeit ohne
Bedingung, der unendlichen Demut, gab es in
Japan keine Revolution. Darum wurde die
Revolution von 1868 ohne Blutvergießen durchgeführt.

Annehmen mit der größten Dankbarkeit, das
ist Vertrauen haben in die schöpferische
Gerechtigkeit des unendlichen Alls. Die
absolute Gerechtigkeit hat alles für uns
seit immer und für immer zubereitet. Sie
gibt uns keine Krankheiten, um uns zu quälen,

sie gibt sie uns nur, um uns die Fehler klar zu machen, die wir, ohne es zu wissen, begangen haben; das ist unser Verbrechen.

Es gibt viele Ähnlichkeiten zwischen der primitiven Mentalität der Japaner und der christlichen Mentalität, aber diese ist monistisch, während jene dualistisch ist.Die Personifikation der höchsten Urteilskraft als Gott, die verpflichtend und sehr nützlich zu der Zeit war, wo die Intelligenz noch nicht völlig erwacht war, ist der Ursprung des Dualismus. Der Monismus hat diese höchste Urteilskraft "mu" oder "kuh" genannt, was unsichtbar oder unantastbar bedeutet. Man hat gewagt, die klugen Worte: absolut, Quintessenz usw. zu gebrauchen. Das ist viel logischer, vernünftiger. Unglücklicherweise waren diese Worte für die Masse sehr schwer zu verstehen.

Es ist in der Bibel gesagt:

"Welcher auf die Tage hält, der tut's dem Herrn; und welcher nichts darauf hält, der tut's auch dem Herrn. Welcher ißt, der ißt dem Herrn, denn er dankt Gott; welcher nicht ißt, der ißt dem Herrn nicht und dankt Gott."
Römer 14, 6.

"Wer aber darüber zweifelt, und ißt doch, der ist verdammt; denn es geht nicht aus dem Glauben. Was aber nicht aus dem Glauben geht, das ist Sünde."
Römer 14, 23.

Diese beiden Zitate zeigen die Gleichheit von Dankbarkeit und Glaube. Die Dankbarkeit und die tiefe Freude entstehen nicht ohne Glauben, der das tiefste Vertrauen ist; und das tiefste Vertrauen ist nichts anderes als das Vertrauen, das man in die höchste Urteilskraft haben kann. Das Verhalten dessen, der kein Vertrauen haben kann oder verdächtigt ohne Grund in seiner Einbildung oder Unwissenheit, ist Verletzung des unendlichen Universums; es ist der Ursprung alles Bösen.

Es ist auch in der Bibel gesagt:

"Wo ihr aber den Menschen ihre Fehler nicht vergebet, so wird euch euer Vater eure Fehler auch nicht vergeben."
Matthäus 6, 15.

Durch diese Mentalität haben die Farbigen von Sibirien, Java, Australien, Neuseeland, Nordamerika, Brasilien, Mexiko, Peru, Borneo und des großen afrikanischen Kontinents ihre Eigenständigkeit verloren. Sie wurden von den Weißen völlig kolonisiert.

Alle Farbigen verhielten sich gleich den Hindus nach folgenden Worten:

"Richtet nicht, auf daß ihr nicht gerichtet werdet."
Matthäus 7, 1.

"Oder wie darfst du sagen zu deinem Bruder: Halt, ich will dir den Splitter aus deinem Auge ziehen, - und siehe, ein Balken ist in deinem Auge?"
Matthäus 7, 4.

"Ich aber sage euch: Liebet eure Feinde; segnet, die euch fluchen; tut wohl denen, die euch hassen; bittet für die, so euch beleidigen und verfolgen."
Matthäus 5, 44.

"Ich aber sage euch, daß ihr nicht widerstreben sollt dem Übel; sondern, so dir jemand einen Streich gibt auf deinen rechten Backen, dem biete den andern auch dar."
Matthäus 5, 39.

"Und so jemand mit dir rechten will und deinen Rock nehmen, dem laß auch den Mantel."
Matthäus 5, 40.

"Gib dem, der dich bittet, und wende dich nicht von dem, der dir abborgen will."
Matthäus 5, 42.

Und sie haben ihr eigenes Land verloren. Sie sind dieser Lehre so getreu gewesen! Trotzdem, liebe zivilisierte Freunde, gebe ich euch den Rat: Macht es diesen farbigen "Primitiven" nach, gebt voll Freundlichkeit euer Haus oder euer Land. Ihr werdet nichts verlieren. Wenn die "Zivilisierten" vom Mars kommen und euren Planeten verlangen, gebt ihn freudig. Ihr werdet nichts verlieren. Sie können die Erde nicht wegtragen. Leistet dem Bösen keinen Widerstand, wie Gandhi mit der "Gewaltlosigkeit" Widerstand geleistet hat. (In Wirklichkeit hat er die ungeheuren Massen aufgerufen, hat sie organisiert.) Es ist ihm gelungen, er hat die Engländer verjagt. Aber er ist einen verzweifelten Tod gestorben, weil sein geliebtes Land, das er durch das Opfer seines eigenen Lebens befreit hat, nach der Überwindung so vieler Schwierigkeiten, in viel schrecklicheres Elend gekommen ist, als vor der Befreiung. Die Chinesen sind viel klüger. Sie haben Vertrauen in die Worte: "Laßt uns warten, laßt uns 100 Jahre warten, der gelbe Fluß wird einmal klar werden". Oder: "Laßt uns 20 Jahre warten, die Japaner werden verschwinden, sie werden all diese schönen Gebäude verlassen". Und die Japaner sind nach 12 Jahren verschwunden und haben alles zurückgelassen.

Gebet, gebet alles, da alles, was ihr habt, euch freudig gegeben wurde - selbst euer Leben. Und niemals könnt ihr alles das, was ihr auf diesem kleinen Planeten gewonnen habt, mitnehmen, wenn ihr zum letzten Umzug kommt, der früher oder später kommen wird. Ihr wißt den Augenblick nicht, es kann morgen sein oder diese Nacht, niemand weiß es.

Ihr müßt alles geben, und aus einem noch wichtigeren Grund könnt ihr nichts verlangen:

"Habt acht auf eure Almosen, daß ihr die nicht gebet vor den Leuten, daß ihr von ihnen gesehen werdet; ihr habt anders keinen Lohn bei eurem Vater im Himmel."
Matthäus 6, 1.

"Wenn du nun Almosen gibst, sollst du nicht lassen vor dir posaunen, wie die Heuchler tun in den Schulen und auf den Gassen, auf daß sie von den Leuten gepriesen werden. Wahrlich ich sage euch: Sie haben ihren Lohn dahin."
Matthäus 6, 2.

"Wenn du aber Almosen gibst, so laß deine linke Hand nicht wissen, was die rechte tut,"
Matthäus 6, 3.

"auf daß dein Almosen verborgen sei; und dein Vater, der in das Verborgene sieht, wird dir's vergelten öffentlich."
Matthäus 6, 4.

"Und wenn du betest, sollst du nicht sein

wie die Heuchler, die da gerne stehen und
beten in den Schulen und an den Ecken auf den
Gassen, auf daß sie von den Leuten gesehen
werden. Wahrlich ich sage euch: Sie haben
ihren Lohn dahin."
\hfill Matthäus 6, 5.

"Und wenn ihr betet, sollt ihr nicht viel
plappern wie die Heiden; denn sie meinen,
sie werden erhört, wenn sie viel Worte machen."
\hfill Matthäus 6, 7.

"Darum sollt ihr euch ihnen nicht gleichstellen. Euer Vater weiß, was ihr bedürfet,
ehe denn ihr ihn bittet."
\hfill Matthäus 6, 8.

Und so sollen Sie beten:

Dein Name werde geheiligt,
Wir leben in Dir,
Dein Wille geschehe auf Erden
Wie im Himmel.
Unser täglich Brot gib uns heute.
Du gibst uns alles freudig,
Und wir müssen Dir alles freudig geben.
Führe uns in viele Versuchungen,
Und wirf uns in die Hände des Bösen.

Das ist unser tägliches Gebet. Es ist ein
wenig anders, als das Gebet in der Bibel.
Aber das ist Ihr richtiges Gebet, wie es
meine westlichen Freunde in einem Studienlager in Frankreich umgestaltet haben, denn
in der Bibel sind viele Worte, die sich
widersprechen. Wahrscheinlich sind sie im
Lauf der Jahrhunderte von westlichen "Heiden"
umgeformt worden.

In Wirklichkeit ist das Gebet derer, die die dialektische, paradoxe Philosophie studieren, ein Nachsinnen über die Ordnung des unendlichen Alls, Yin - Yang auf jeder Ebene des täglichen Lebens, voll größter Dankbarkeit. Es ist ein Denken voll höchster Freude. Wir müssen den grandiosen Aufbau des unendlichen Universums bewundern, das wir lieben, weil es die grandioseste Liebe selbst ist, die Quelle des Lebens, die tausendmal kostbarer ist als der größte, berühmteste Diamant und größer als unser Planet.

Wenn wir Gesundheit, entschleiertes Urteil, Freiheit usw. verlangen, heißt das, daß wir nichts über die Ordnung des unendlichen Alls wissen. (Matthäus 7, 11)

Unser Tun auf diesem Planeten, auf dem wir nur einige kurze Augenblicke bleiben, soll Spielen und Sichfreuen sein an allem, was uns gegeben ist. Wenn uns das schwierigste Problem gegeben wird, sollen wir uns damit wie die kleine Katze amüsieren, die zum ersten Mal eine große Ratte oder einen bösen Hund trifft. Man braucht nicht verzweifelt zu kämpfen. Das eben ist Lebensfreude.

Wir sind Schüler der paradoxen Schule der Philosophie, die nichts anderes als zwei Worte lehrt: Yin und Yang. Das ist der Wind, der das Buch umblättert. Man braucht nur das weiße Papier auf dem Tisch zu lassen ohne ein geschriebenes Wort. Man braucht sein Leben nicht zu verdienen. Alles ist umsonst. Lassen Sie den Professor schreien. Er ist nur ein törichter Phonograph. Er kennt nichts. Lassen Sie den Priester und den Pfaffen den ganzen Tag beten. Sie kennen das Leben, das die Ordnung des Universums ist, nicht. Lassen Sie

den Doktor bei dem Sterbenden, er ist der
Folterknecht und der Henker. Hören Sie nicht
auf den Richter, er kennt die absolute
Gerechtigkeit nicht. Essen Sie niemals in
Gasthäusern, in denen man Ihnen Gifte in
fünf verschiedenen Farben anbietet, um Sie
zu töten, anstatt, daß Sie das Leben leben,
das doch so amüsant ist. Unsere Schule, die
größte Schule, die es gibt, ist die Natur,
sie ist das unendliche All, wo wir nur ein
einziges zu lernen haben: Wie wir mit der
unendlichen Freiheit, dem ewigen Glück,
spielen können, und wo wir die Wunderlampe
Aladins und den fliegenden Teppich finden.

Wir müssen Freude, Glück und Freiheit
erschaffen, da wir die Erben der Ordnung des
unendlichen Alls sind. Das Leben ist die
größte und vollkommenste der Naturschulen.
Wir sollen niemals töten, auch keine Mikrobe.
Wir müssen das Leben geben, die Gesundheit
und die Ordnung. Das Leben ist schön. Wir
dürfen nichts als Feind ansehen - den Krebs,
die Allergien, Herzkrankheiten, Geisteskrankheiten, Verbrecher, verbrecherischen Kinder,
Führer, die den Krieg machen... alle sind
Probleme, dazu bestimmt, mit ihnen zu spielen.
Oder es sind amüsante "Schularbeiten", die
unser einziger, "unsichtbarer" oder "abwesender" Schuldirektor uns - eine nach der
anderen - gibt, damit wir uns amüsieren, uns
stärken und unsere Urteilskraft entschleiern.

Warum betrachten die Zivilisierten diese
Spiele als verfluchte Feinde? Warum sind
sie so exklusiv?

Die Nacht schreitet vor. Ein gelber Greis
meditiert hier ganz allein in seinem Zimmer
aus Bambus und Papier. Er sieht alle seine

ziviliserten Freunde, die er liebt, in seinen
Gedanken, und er denkt: Warum streiten sie so
heftig? Warum erzeugt diese so hochgestie-
gene, wissenschaftliche und technische Zivilisation so viel Furcht und Unsicherheit ?

In Tokyo lebt ein Arzt, er heißt S. Aima.
Er ist 60 Jahre alt. Er hat an der Universität
Keio von Tokyo die symptomatische Medizin
studiert. Er hat sie bis zu seinem 47. Jahr
ausgeübt, als Arzt und als Direktor eines
Krankenhauses. Aber er hat seine Arbeit vollkommen aufgegeben und hat angefangen, in
einer protestantischen Schule das Christentum
zu studieren. Mit 50 Jahren verließ er diese
Schule. Nun heilt und pflegt er Kranke wie
ein Pastor. Er heilt alle Kranken, indem er
die Medizin Jesu, die Medizin der Liebe, lehrt.
Er hat viele Bücher geschrieben, von denen
besonders "Der Schlüssel der Heilung" viel
gelesen wird. Er organisiert fast überall in
diesem Land Lesungen. Er hat Hunderttausende
von Anhängern.

Er erklärt den Mechanismus der Wunderhei-
lung, indem er die Theorie von Sélyé und von
Reilly entlehnt. Ich glaube, daß nach Claude
Bernard diese beiden Ärzte die größten unter
den Zivilisierten sind. Besonders Prof. Reilly
von Paris ist zum mindesten vom technischen
Gesichtspunkt aus mit der Experimentalmedizin
Claude Bernards zu vergleichen.

Die revolutionäre Theorie von Sélyé.

1882 hat Koch den Tuberkelbazillus entdeckt. Seit damals hat man viele andere
Bazillen entdeckt, die an verschiedenen
Krankheiten schuld sind. Dieses Suchen ist
eine offizielle Mode geworden. In Wirklich-

keit hat man nicht alle an allen Krankheiten schuldigen Mikroben entdeckt. Die Zahl der beschuldigten Mikroben ist relativ klein. Noch mehr, der Mechanismus, durch den sie verschiedene, besondere Symptome erzeugen, ist noch vollkommen unbekannt. Besonders den Ursprung dieser Mikroben hat man noch nicht gefunden. Außerdem ist die Immunität gegen solche Mikroben noch durchaus unerklärlich. Die bakteriologische Pathologie, die allgemein anerkannt ist, hat keine feste Grundlage. Die Professoren müssen nach Claude Bernard erklären: "Die Medizin, die ich die Pflicht habe zu lehren, existiert nicht". Wenn sie nur ein wenig Gewissen haben, müssen sie das zugeben.

Nach der Theorie von Sélyé wird man niemals krank, wenn das Zwischenhirn (das Mittelhirn, das Zentrum der Sensibilität) gesund ist, sich in gutem Zustand befindet und allen "Anstürmen" Widerstand leisten kann. Wenn das wahr ist, kann jener, der dank einer Religion oder einer moralischen Lehre immerwährenden, psychischen Frieden besitzt, niemals krank werden oder jedem "Ansturm" Widerstand leisten; auch kann er jeden Schaden, gleichgültig an welchem Teil seines Körpers, wieder in Ordnung bringen. Dr. Aima gibt sich also Mühe, den inneren Frieden der Kranken nach der Bibel wiederherzustellen. Er heilt alles, nicht nur die Krankheiten des Körpers, nein, alle schwierigen, täglichen Familienprobleme usw.

Die Theorie Sélyés wird im Fernen Osten befolgt, da die gleiche Theorie schon immer galt. Das Wort Krankheit bedeutet im Japanischen und Chinesischen "das zum Bewußtsein gekommene, aus dem Gleichgewicht

geratene Empfindungsvermögen". Bis hierher stimmt Dr. Sélyé vollkommen mit der dialektischen Medizin theoretisch überein. Aber er beharrt insoweit bei der symptomatischen Medizin, als er ein Nierenhormon anwendet, um den inneren Frieden des Kranken wiederherzustellen. Hier liegt die Grenze der symptomatischen Medizin, die analytisch, atomistisch, mechanisch und destruktiv ist.
Dr. Sélyé hat niemals versucht, wie man den Mechanismus der Nieren wieder arbeiten lassen kann, damit sie unter jeder Bedingung genügend Hormone erzeugen. Er hat nicht einmal untersucht, warum dieser Mechanismus schlecht arbeitet. Er ist symptomatisch. Die dialektische Medizin hat gefunden, warum dieser Mechanismus schlecht arbeitet, und wie er wieder in Ordnung gebracht werden kann - das wußte sie schon vor Tausenden von Jahren. Es ist die makrobiotische Ernährung, die aller Welt langes Leben und dauernde Jugend schenkt.

Die Theorie von Professor Reilly:

Ich kenne nur vier große weise Biologen und Physiologen im Westen: Claude Bernard, Prof. Quinton, der sein ganzes Leben der Untersuchung des Meerwassers gewidmet hat, und der der Autor der Theorie ist, daß alle Lebewesen aus dem Meere kommen. L. Kervran, der Autor der "Biologischen Transmutationen" und Prof. Reilly. Sie sind keine simplen, törichten, technischen, dualistischen Wissenschaftler wie Aschoff, Pasteur und Madame Curie, sondern sehr monistische Theoretiker. Sie wenden der materialistischen, technischen und dualistischen Wissenschaft den Rücken. Sie suchen etwas viel Tieferes, etwas viel Fundamentaleres oder wenigstens den Anfang davon. Unglücklicherweise kehren sie zuletzt

doch zum Dualismus zurück. Da sie die gleiche
Nationalität wie Descartes haben, ist das
wahrscheinlich ihr Schicksal.

Am 5. Mai 1954 hat Reilly die Ergebnisse
seiner langen Untersuchungen veröffentlicht.
"Phénomènes de Reilly" bei der Société
Biologique de France.

Er hat gezeigt:

1. Es gibt keine besonderen Mikroben für
   die eine oder die andere Krankheit.

2. Daß die Mikrobe nur ein Faktor sein
   kann, der das Nervensystem des Ortho-
   Sympathikus mechanisch erregt.

3. Man kann, gleichgültig durch welche
   Mikrobe, die Symptome von Diphtherie,
   Typhus, Tuberkulose usw. erzeugen -
   mittels einer Pinzette, einer elektri-
   schen Nadel, indem man einen gewissen
   Punkt des Ortho-Sympathikus erregt.

Diese Feststellung erschütterte die Grundlage der Pathologie und der Bakteriologie
viel unbarmherziger als die Theorie Sélyés.

Außerdem hat Reilly gefunden:

4. Man kann den Menschen gegen alle von
   Mikroben erzeugten Krankheiten immunisieren, wenn man das ortho-sympathische
   System **paralysiert** oder zerstört - ob
   mechanisch oder mittels eines Medika-
   mentes wie Chlor-Promazin.

5. Das Wichtigste ist die Gesundheit oder
   das vollkommene Gleichgewicht des

Sympathikus-Systems; wenn es in einem sehr sensiblen Zustand ist, sind wir der Barmherzigkeit aller Mikroben ausgeliefert.

Bis hierher hat Reilly recht. Unglücklicherweise täuscht er sich dann.

1883 hat Koch Aufsehen erregt, indem er sagte, er habe den Cholerabazillus entdeckt.

Bei einer demonstrativen Diskussion haben Pettenkofer und einer seiner Schüler ein Glas mit Cholerabazillen getrunken, um zu zeigen, daß die Theorie Kochs falsch sei. Pettenkofer blieb am Leben, sein Schüler nicht. Warum? Weil der große Hygieniker eine Yang-Konstitution hatte, sein Schüler nicht. Seine Yang-Konstitution war sehr stark, natürlich auch sein Sympathikus-System. Der Schüler hatte Angst, das überreizte das Sympathikus-System. Das Zwischenhirn von Pettenkofer war sehr gesund. Er hatte keinen "Stress" (schädlichen Reiz) erlitten.

Sicher haben Sie verstanden, daß man allem Widerstand leisten kann, wenn das Zwischenhirn und das Sympathikus-System von guter Gesundheit sind. Es gibt keinen Einbruch von Mikroben, noch sonst irgendeinen schädlichen Reiz.

Wie kann man ein gesundes Sympathikus-System und ein ebensolches Zwischenhirn haben? Nur Hunger, Durst, Schwierigkeiten, mühsame Arbeit, Hitze, Kälte allein können dieses System widerstandsfähig machen. Sie müssen von der ersten Kindheit an - ja, schon von der embryologischen Zeit an - in Übung sein, wie es die Philosophie des Fernen Ostens lehrt. Alle großen Menschen wurden von sehr fleißigen, ehrenhaften Müttern geboren, die während ihrer Schwangerschaft große Schwierigkeiten überwinden mußten.

Die symptomatische Medizin nähert sich der dialektischen, philosophischen Medizin.

Die Untersuchungen Reillys sind am weitesten vorgedrungen. Sie haben gefunden, daß die metallischen Gifte (Sulfur, Arsen, Nickel, Blei, Kobalt, Nikotin usw.) nichts beeinflussen können, wenn das Sympathikus-System vorher mit Chlor-Promazin behandelt wurde.

Diese Theorie von Reilly war vor Tausenden von Jahren schon im Orient oder in der dialektischen Zivilisation bekannt. Selbst in den Lehren der vom Zentrum der Zivilisation sehr weit entfernten Länder, am Ende des Westens, wußte man um sie:

"Die Zeichen aber, die da folgen werden denen, die da glauben, sind die: in meinem Namen werden sie Teufel austreiben, mit neuen Zungen reden,"

"Schlangen vertreiben; und so sie etwas Tödliches trinken, wird's ihnen nicht schaden; auf die Kranken werden sie die Hände legen, so wird's besser mit ihnen werden."
Markus 16, 17 u. 18.

Es ist sehr schade, daß Reilly, so wie Selye, da sie Bürger der Welt Descartes sind, sich hier abwenden. Sie kehren zur symptomatischen Medizin zurück. Reilly sagt, daß man, um das Sympathikus-System zu immunisieren, Chlor-Promazin gebrauchen muß, das das

Sympathikus-System paralysiert, anstatt, daß er sagt, daß man nur die Mittel finden muß, die das System stärken, wie es die wilden Tiere tun. Betrachten Sie die Krokodile, die glücklich in den schmutzigen Flüssen, die im Schwarzen Afrika voll Bazillen und Viren sind, leben. Sie haben keinen "Stress". Es starben viel weniger verwundete Soldaten während des ersten Weltkrieges - wo es keine Antibiotika gab, nicht einmal genug Medikamente - in den elenden Schützengräben, als in den modernen Krankenhäusern der U. S. A. oder in Kanada, wo man alles hat, was notwendig ist, selbstverständlich auch genug Antibiotika.

Es ist der Überfluß und der Mißbrauch von Antibiotika, der tötet.

VII. Kapitel

DAS KONSTANTE UND DAS NICHT-KONSTANTE

(KONSTANTE UND EWIGE TRANSMUTATIONEN)

Alles in dieser relativen Welt ist unbeständig; aber diese Unbeständigkeit bleibt einzig und für immer beständig.

Darum ist das Leben so interessant und so amüsant.

Die Beständigkeit der Unbeständigkeit, welch große Entdeckung.
Ein Vergleich -
Alle anderen Entdeckungen des Menschen sind
nichts,
die Entdeckung von Amerika,
die Entdeckung des Uranus, des Pluto,
des Radiums oder des Plutoniums,
und noch mehr, die Entdeckung des fragwürdigen Gesetzes der universellen Anziehung.

Und weiter $E = mc^2$

Alles ist nur ein Bild der ewigen Unbeständigkeit. Das Gesetz der Erhaltung, der Ballung, der Energie - Entropie... (Thermodynamische Zustandsfunktion - den zweiten Hauptsatz der Wärmelehre betreffend).
Alles sind "dualistische" Götzenbilder.
Nichts ist beständig in dieser endlichen Welt.
Und doch sucht man das Beständige in dieser unbeständigen Welt. Das ist der Ursprung aller Tragikomödien der Menschheit und allen Unglücks.

Warum sieht man nicht das ewig Beständige
des Unbeständigen?
Es spring doch in die Augen.

Warum sieht man nicht das Einzige Prinzip
Yin - Yang, das alle Unbeständigkeit be -
herrscht ?
Das Einzige Prinzip Yin - Yang ist der
Schlüssel zum Himmelreich. Seine sechs ersten
Stufen sind die Bezirke der Unbeständigkeit,
die siebente ist die unendliche und ewige
Beständigkeit. Wenn man den Aufbau dieser
sieben Himmel kennt, wenn man den Schlüssel
Yin - Yang, der sich Gerechtigkeit nennt, hat,
ist in dieser relativen und endlichen Welt
nichts unmöglich.

Ich möchte Ihnen erklären, daß es 1001
Methoden gibt, Krebs und Allergien zu heilen,
Geisteskrankheiten usw. Die Heilungsmethode
aber ist persönlich, darum gibt es unzählige
Methoden. Es ist die Immunität, das Leben
selbst.

Es gibt zwei Kategorien von Heilungen:
die symptomatische Methode und die fundamentale Methode. Diese ist für immer wirksam,
während die andere nur vorübergehend wirksam
und schwierig ist. Die fundamentale Methode
ist die gleiche für alle Krankheiten, sie hat
deshalb zahllose Schattierungen und Grade.

Der Mensch tut sein Bestes, aber es bleibt
vergebens, auch wenn er sich noch so abmüht,
eine symptomatische Methode, Krebs zu heilen,
zu finden. Man kann Tausende von Methoden
finden, aber sie bleiben alle vorübergehend
und symptomatisch. Sie sind nicht fundamental.
Zu allerletzt muß man doch die fundamentale
Methode nehmen.

Ich möchte Ihnen zwei sehr wichtige Dinge
erklären:

1. Man kann die sogenannten "unheilbaren"
oder "chronischen" Krankheiten einmal und
für immer heilen, wenn man die Philosophie-
Medizin entweder als Morallehre oder als
dialektische Diätetik anwendet.

2. Wenn man die dialektische und praktische
Philosophie vor allem studiert, um ihre
heilende und medizinische, moralische
oder diätetische Anwendung zu begreifen,
ist diese Philosophie interessant und
nutzbringend und weit mehr: Sie ist eine
Kunst zu denken, alle Einfälle zu beur-
teilen, wie jede Tat oder Handlung, jede
Technisierung. Mit ihr kann man jedes
Unglück in Glück, jede Schwierigkeit in
Freude, alles Böse in Gutes, alle Armut
in Reichtum, die Krankheit in Gesundheit,
die Häßlichkeit in Schönheit, die Schwäche
in Stärke, alles das mehr und mehr, verwandeln: Das größte Unglück wird zum
größten Glück.

Ist mir die Erklärung dieser beiden Punkte
gelungen? Haben Sie den ersten verstanden?
Sie haben nur sofort zu prüfen, wenn Sie
daran zweifeln. Sie könnten begrifflich auch
meinen zweiten Vorschlag annehmen. Aber ich
rechne nicht mit Ihnen. Es ist für Sie etwas
zu schwer, meine lieben, zivilisierten Freunde. Ich sage das, nachdem ich es solange bei
Ihnen versucht habe. Außerdem sind Sie zu
sehr geschult, das ist die größte Schwierigkeit. Aber für den Augenblick will ich zufrieden sein, wenn sich eine Handvoll
Menschen in jedem Land für dieses Studium
interessiert.

Sie ist schwierig, diese dialektische,
paradoxe Philosophie. Es ist eine andere
Weltauffassung als die Ihrige. Wo liegt die
Schwierigkeit? Weil sie zu einfach ist ?
Es gibt nur zwei antagonistische Begriffe,
Yin und Yang. Das ist alles. Aber Sie müssen
dieses Einzige, polarisable Gesetz bei jedem
Schritt in ihrem täglichen Leben anwenden.
Sie werden das sehr verwirrend, aber auch
gleichzeitig außerordentlich interessant
finden.

Seit der wissenschaftlichen Revolution
des 17. Jahrhunderts ist die westliche
Wissenschaft mit Riesenschritten vorwärts
gegangen, indem sie die aristotelische-
christliche Glaubwürdigkeit zerstört hat:
Francis Bacon hat die vier Götzenbilder
angegriffen, dann wurde die Experimentalwissenschaft gegründet, der Positivismus....
die Theorie von Kopernikus hat das klassische Weltbild umgestürzt. Der Mechanismus,
die Experimentalmedizin ist gekommen... der
Pragmatismus (Vorrang des Handelns gegenüber dem Denken) schuf die Beobachtung, die
Beschreibung, das Experiment, die Präzision,
die objektive Exaktheit. Die Wissenschaft
verzweigte sich: Spezialisten, Experten entstanden... Endlich,und das ist der Tod der
atomaren Vorstellung, die Transmutation, die
Kybernetik, die Sputniks, die Herstellung von
95 000 Wasserstoffbomben... Und jetzt ist es
die Furcht und die Unsicherheit, die regie-
ren... Wohin steuert unsere wissenschaftliche,
technische Wissenschaft!

Das ist die Unbeständigkeit unserer endlichen und relativen Welt.

Bald wird eine Katastrophe kommen und mit

ihr das Ende der Menschheit oder der Beginn einer vollkommen neuen Welt. Die Ära des Menschen nach der Ära des Tieres. Alle vorhergegangenen Wechsel waren materialistisch, durch die Sinne bestimmt, dem Gefühl unterworfen, chemisch, physikalisch, technisch, intellektuell, wirtschaftlich - aber keineswegs menschlich. Jetzt ist das Ende der wissenschaftlichen und technischen Veränderungen da, es kommt der Anfang einer anderen Kette von Veränderungen, die man bis heute noch nicht kannte. Es wird die Entwicklung der Urteilskraft des Menschen selbst sein.

Unser ganzes Verhalten hängt von unserer Urteilskraft ab, das Gute oder das Böse, die Torheit oder die Klugheit, der Krieg oder der Friede... und endlich das Glück oder das Unglück. Aber es gibt sieben Stufen der Urteilskraft: das blinde oder mechanische Urteil, das von den Sinnen bestimmte, vom Gefühl, vom Intellekt, das soziale, das ideologische und die höchste Urteilskraft. Die Urteilskraft, die die Hauptgrundlage der wissenschaftlichen und technischen Zivilisation bildet, ist auf der ersten oder zweiten Stufe: es ist das mechanische oder sensorielle Urteil. Nun wollen wir von einer etwas höheren Urteilskraft sprechen.

Die physikalische, wirtschaftliche und technische Revolution ist ein großer Fortschritt. Wir sind mit ungeheurer Schnelligkeit vorwärts gegangen. Warum aber hat eine neue, sittliche, philosophische oder theoretische Orientierung damit nicht Schritt gehalten? Ja, warum nicht ?

Das ist die wichtigste Frage.

Lassen Sie uns doch einen Kompaß suchen.
Den Kompaß Yin - Yang. Diese praktische
Dialektik, die die universelle Logik selbst
ist, genügt. Sie dürfen aber dieses Werkzeug,
das so einfach ist, und das doch jeder selbst
herstellen und so leicht anwenden kann, nicht
mit der aristotelischen Autorität oder dem
biblischen Gottesbegriff verwechseln. Die
wissenschaftliche und technische Zivilisation
wird untergehen, sie wird einer Orientierung
Platz machen, die den Kompaß Yin - Yang besitzt, sie wird sehr wahrscheinlich eine noch
nie dagewesene, tausendmal umstürzendere
Revolution verwirklichen - weil sie fundamental ist -, als diejenige, die die Theorie des
Kopernikus hervorgerufen hat. Die heutige
Wissenschaft und Technik sind dualistisch
und gehören zum ptolemäischen System. Sie
sind exklusiv, physikalisch und chemisch.
Sie sind dem Leben, dem Gedächtnis, dem
Gedankenmechanismus, dem Geist, dem All, dem
Unendlichen, dem Absoluten selbst, der
Materie, der Elektrizität, dem Magnetismus,
dem ewigen Glück und der absoluten Gerechtigkeit fremd. Sie sind vollkommen verriegelt
durch nukleare Mauern.

Die Wissenschaft und die Technik gehen
vorwärts wie die Expeditionen von Cook,
Drake oder Christoph Kolumbus, die, ohne die
Geographie zu kennen, ins Ungewisse fuhren.

Das Wissen, das notwendig ist, um der
wissenschaftlichen und technischen Zivilisation wieder den rechten Weg zu weisen, ist
die Mentalität des Menschen, dessen höchste
Urteilskraft der unentbehrliche Kompaß zur
Schiffahrt nach einer neuen Welt ist.

Aber haben Sie keine Angst, auch wenn es

nur wenige gibt, die auf Sie hören und Ihnen folgen. Die sieben Stufen der Urteilskraft zeigen und erklären es. Je niederer die Urteilskraft ist, um so größer ist die Anzahl derer, die zu ihr gehören.

Je größer die Vorderseite, um so größer die Rückseite.

Wenn der Krebs die "unheilbarste" Krankheit ist, dann ist es auch die Krankheit, die am leichtesten zu heilen ist. Sie ist am leichtesten zu besiegen, wenn Sie ihren Ursprung suchen, der nur Sie selbst, der Mensch, sind. Wenn Sie nach ihrem Ursprung suchen, werden Sie finden, wie Sie ihn erzeugt haben. Haben Sie es gefunden, werden Sie die Orientierung Ihrer Zivilisation, die sich zu verfinstern beginnt, ändern; und Sie können sich retten, ehe es zu spät ist. So gesehen ist der Krebs unser Retter:

"Wer liebt, straft hart".

"Auge um Auge, Zahn um Zahn", das ist die kindische und barbarische Mentalität, die sich auf dem Grunde der symptomatischen Medizin befindet. Es ist eine Mentalität voll Feindseligkeit und Fluch. Die Hölle ist ein anderer Name dieser Mentalität.

Aber die Philosophie und die Biologie des Fernen Ostens sagen: "Tausend Körner für ein Korn". Ein Korn erzeugt tausend Körner. Das ist das Grundgesetz der Biologie. Das Korn tötet sich selbst, um zu 1o ooo Körnern zu werden. Erweist Ihnen jemand einen Dienst von 10 Minuten, geben Sie ihm dafür 1o ooo Minuten. Das ist der Ausdruck der tiefsten Freude. Ist Ihr Wohltäter nicht mehr gegenwärtig,

erweisen Sie anderen Ihre Wohltaten; reißt
man Ihnen ein Auge aus, gehen Sie in die
Stille und suchen Sie den Grund dieser Grausamkeit.
Liegt der Fehler bei Ihrem Feind,
bei seinem Unverständnis, suchen Sie, wie Sie
ihn durch ein liebenswertes Verhalten retten
können. Können Sie ihn nicht durch ihre Liebe
überzeugen, so ist das Ihr Fehler. Haben Sie
Ihren Übeltäter in einen Wohltäter verwandelt,
suchen Sie, 1o ooo ähnliche Menschen umzuwandeln.
Das gilt aber nur in der menschlichen
Gesellschaft. In der Natur sind es immer Sie,
der Unrecht hat. Sind Sie krebskrank, haben
Sie eine Allergie oder irgend eine andere
Krankheit, suchen Sie immer die Ursache, sie
ist immer Ihr Fehler. Suchen Sie die Ursache
der "Krankheit" im allgemeinen, sie liegt
immer im Verhalten des Betreffenden. Lehren
Sie 1o ooo Menschen, was Sie über "Krankheit"
erkannt haben.

"1o ooo Körner für 1 Korn", das ist der
Ausdruck für die tiefste Erkenntnis voll
unendlicher Dankbarkeit. Das ist die unendliche
Freude. Das ist der Friede selbst.

"Widersetze dich niemals, auch nicht dem
Bösen" - Wenn dich jemand auf die rechte
Wange schlägt, dem biete auch die linke dar.
Das ist leicht gesagt, aber schwer auszuführen,
weil unsere niedere Urteilskraft
gefühlsgebunden und von den Sinnen bestimmt
ist. Unsere Philosophie lehrt uns: "So jemand
dich schlägt oder tötet, ist es dein Fehler,
da du es bist, der seinen Zorn erregt hat.
Keine Widerrede, keine Auflehnung, es ist
alles nutzlos. Bitte unendlich oft um Verzeihung,
zieh dich zurück, deine Gegenwart
trägt nur weiter zur Erregung bei. Du mußt
dir Mühe geben herauszufinden, wie du dich

verhalten mußt, daß dein Gegner dich liebt, dich versteht, dich anerkennt, dir unendlich und von ganzem Herzen dankbar ist. Liebt er dich unendlich, wird er alles annehmen, was du ihm sagst, er wird dir alles geben, anstatt daß er dich schlägt und dich tötet. Alles hängt von deinem liebenswerten Verhalten ab. Du mußt lernen, "zu überzeugen ohne zu sprechen" und "zu siegen ohne zu kämpfen"."

Unsere Philosophie lehrt auch, daß es auf der Welt keinen Feind oder Übeltäter gibt, auch nicht in der Natur und in der menschlichen Gesellschaft, es gibt nur Mißverständnisse, Nichtbegreifen oder schlechtes Benehmen.

Hier ist meine Auslegung der folgenden Worte: "Liebe deine Feinde und bitte für die so dich verfolgen".

Die biologische und physiologische Auslegung dieser Mentalität ist die orientalische Medizin. Es scheint mir, daß die symptomatische Medizin der Zivilisierten genau das Gegenteil davon ist. Sie ist die der Grausamkeit, des Fluches, der Feindseligkeit, die die Krankheit wie einen verfluchten Feind betrachtet.

Die Feindseligkeit ist die Hölle. Töten Sie Ihren verhaßten Feind, verlieren Sie gleichzeitig das Recht zu leben. Es ist Ihr eigener Selbstmord. Sie bleiben nicht mehr Sieger, da ja Ihr Feind nicht mehr existiert. Bald wird ein anderer Feind erscheinen, und dieses Mal werden Sie der Besiegte sein. Die Rache folgt auf dem Fuß. Der Erste wird der Letzte. Das Kind ist vor "Vater" und "Mutter" da, weil es erst nach der Geburt des Kindes den Vater und die Mutter gibt. Der Sieg ist die Niederlage. Alles in dieser relativen Welt ist ein Palindrom (rückwärts und vorwärts gelesen bleibt es immer das gleiche Wort). Das Leben ist paradox. Das Leben existiert immer und immer, da das Leben weder Anfang noch Ende hat. Der Tod existiert nicht, das heißt, daß der Tod nicht für immer existieren kann. Er hat selbst ein Ende. Das ist das Ende für immer. Das Ende für immer bezeichnet die Nicht-Existenz. Der Tod ist tot.

"Das Leben ist der Tod", sagt Claude Bernard. Er wollte sagen, daß "das Leben der Weg ist, der uns zum End-Tod führt - oder besser, daß Leben und Tod zwei Worte für ein und dasselbe sind, für etwas, das wir nicht kennen". Die Gleichheit des Lebens, ist sie der Tod ?

Die fernöstliche Philosophie läßt uns eine panoramische Sicht des unendlichen Alls erkennen und lehrt uns, daß das Leben ewig ist, daß das Leben das "Sein" ist, und daß der Tod nur das Fehlen dieser erleuchteten und panoramischen Sichtbarkeit - nicht nur im Raum, sondern auch in der Zeit - ist. Es gibt keinen Tod. Der Tod ist nur die Einbildung desjenigen, der Angst hat, weil er geistig blind und seine Urteilskraft verschleiert ist.

Die universelle, praktische und dialektische Philosophie lehrt uns, wie wir ein langes Leben haben können, ein Leben, das unendlich unterhaltend, schön und furchtlos ist. Nur der Furchtsame hat Feinde, er allein kennt die Feindseligkeit und die Schwierigkeit. Die Philosophie lehrt uns also, wie wir den verhaßten Feind in den uns eng verbundenen Freund verwandeln können.

"Die böse und ehebrecherische Art sucht ein Zeichen.."

Matthäus 12, 39.

"Siehe, das ist mein Knecht, den ich erwählt habe, und mein Liebster, an dem meine Seele Wohlgefallen hat; ich will meinen Geist auf ihn legen, und er soll den Heiden das Gericht verkündigen.

Er wird nicht zanken noch schreien, und man wird sein Geschrei nicht hören auf den Gassen;

das zerstoßene Rohr wird er nicht zerbrechen, und den glimmenden Docht wird er nicht auslöschen, bis daß er ausführe das Gericht zum Sieg;

und die Heiden werden auf seinen Namen hoffen."

Matthäus 12, 18-21.

Anhang 1

DIE ELEMENTE DER DIALEKTIK YIN - YANG

Yin ist die Zentrifugalkraft, die Ausdehnungskraft, die Erweiterung, das Dünnerwerden, der Niederdruck.

Yang ist die Zentripetalkraft, die Zusammenziehungskraft, die Ballung, der Druck, die Kohäsion (Kraft des Zusammenhaltes).

Yang, oder die Zentripetalkraft, erzeugt die Hitze, das Licht, die Wärmestrahlung (rot, infrarot), die Aktivität, die Trockenheit, alles was schwer ist, was die Neigung zum Fallen hat, was hart ist, die Kohäsion, die geballten Formen, das Stämmige.

Umgekehrt erzeugt Yin, oder die Zentrifugalkraft, die Kälte, die Dunkelheit, die Kältestrahlung (violett und ultraviolett), die Passivität, die Feuchtigkeit, alles was leicht ist, was die Neigung zum Steigen hat, das Weiche, das Dünne, die hohen, aufgeschossenen, vertikalen Formen.

Man sagt, etwas ist Yang, weil die Zentripetalkraft die Zentrifugalkraft übersteigt. Und umgekehrt, etwas ist Yin, weil die Zentrifugalkraft stärker ist als die Zentripetalkraft.

Der Mann ist verhältnismäßig aktiver als die Frau, er ist farbiger, sein Fleisch ist fester, weniger fett, die Muskeln sind härter, die Anzahl der roten Blutkörperchen ist größer.

Das heißt, die Zentripetalkraft ist größer als bei der Frau.

Yin und Yang ziehen sich gegenseitig an, Yin und Yin, Yang und Yang stoßen sich gegenseitig ab. Yin erzeugt mit der Zeit und im Raum Yang. Alles ist Aang im Inneren und Yin an der Oberfläche.

(N.B. Siehe die 12 Leitsätze von Yin - Yang, - Schema der Ordnung des Universums usw. in dem Buch: "Die fernöstliche Philosophie im nuklearen Zeitalter".)

Anhang 2

DIE ERKÄLTUNG

Der gewöhnliche Schnupfen, die Erkältung, dessen Existenz seit Beginn der Medizin anerkannt ist, ist noch niemals richtig geheilt worden; alles, was die mächtige und so ruhmreiche moderne Medizin für den Schnupfen getan hat, ist, daß sie ihn in "allgemeine Allergie" umgetauft hat. Das Wort Allergie ist ein magisches Wort, das nichts erklärt, nichts aussagt, es offenbart nur die Verschleierung, die Unwissenheit, die Arroganz, die Unverantwortlichkeit der wissenschaftlichen Medizinen im Verlauf der Jahrhunderte. Die amerikanische Regierung hat kürzlich beschlossen, 20 Millionen Dollar für die Suche nach einem Impfstoff gegen den gewöhnlichen Schnupfen zur Verfügung zu stellen. Ist es nicht lächerlich, für das Suchen nach einem Heilmittel so viel Geld auszusetzen, das nur vorübergehende und symptomatische Heilwirkung haben kann, besonders da es schon so viele wunderbare, pharmazeutische Erfindungen gibt, die medizinisch und chirurgisch so hoch gepriesen wurden und trotzdem so oft bewiesen haben, das ihr Wert nur symptomatisch ist? Und wenn man wirklich einen Impfstoff für die eine Million und einhunderttausend Kranke, die täglich vom Schnupfen befallen werden, gefunden hat, muß man sich doch noch um den Heuschnupfen kümmern, der jedes Jahr bei dreißig Millionen Menschen in Amerika auftritt.

Und das ist noch nicht alles: Vergessen Sie nicht, daß Eisenhower auf einer Sitzung

des Kongresses im Jahre 1954 erklärt hat,
daß "Millionen heute lebender Amerikaner an
Herzkrankheiten sterben werden". Und, daß
nach der offiziellen Statistik 128 Millionen
Amerikaner an chronischen Krankheiten leiden..
Wieviel Impfstoffe muß man noch erfinden, um
das Heer der Impfungen zu vervollständigen,
an deren Wirksamkeit man nicht aufhört seit
Jenner und Pasteur zu glauben. Und dann noch,
wo bleibt die wirkliche Nützlichkeit, da die
Zahl der Krankheiten unaufhörlich ansteigt,
trotz der unzähligen Rezepte, die so wunderbar die Krankheitssymptome verschwinden
lassen.

Der gewöhnliche Schnupfen ist in "Allergie" umgetauft worden, und trotzdem bleibt
er immer und wächst mehr und mehr. Es ist
seltsam, es gibt kein lebendes Wesen, das
daran so sehr leidet, wie der Mensch; die
Tiger, die Elefanten, die Vögel, die Insekten
leiden nicht daran, noch weniger die Fische,
die Pflanzen und erst recht nicht die Gräser.
Sie leben alle ohne Schnupfen und auch ohne
Zentralheizung, ohne warme Kleider aus Wolle
und Pelzen, die man anderen Geschöpfen gestohlen hat.

Warum also sucht man nicht viel mehr die
Ursache, warum diese Tiere, Vögel, Fische,
Insekten, sich niemals erkälten? O Jammer,
man denkt nur an sie, wenn man sie töten will.
"Wenn ich töten müßte, um mich zu verteidigen", hat Gandhi gesagt, "würde ich lieber
getötet werden". Er klagte sein ganzes Leben
lang darüber, daß er nicht ohne Ziegenmilch
leben konnte - leben, ohne andere Lebewesen
auszuplündern.

Andere Lebewesen töten, das ist, sich

selbst töten. Andere Lebewesen ausplündern, leben auf Kosten von Sklavenarbeit, das ist auch, sich selbst töten: leben durch die Erzeugniskraft anderer heißt, seine eigene Produktivität zu unterdrücken und zum Absterben zu bringen. Die Erzeugungskraft, die Schöpferkraft sind nach der Philosophie der Veden nichts anderes, als das Leben selbst. Der moderne Mensch, der Zivilisierte, der so viele andere Geschöpfe ausbeutet, ohne von seinesgleichen zu sprechen, wird mehr und mehr von Erkältungen befallen - trotz des Verbrauches von Millionen Tonnen Aspirin, allein in den U.S.A.

Aber die Erkältung ist nicht nur eine vorübergehende Erkrankung, der Ausfall von zahlreichen Arbeitstagen. Jedesmal, wenn man sich erkältet, muß man es sehr teuer bezahlen, die Arterien verhärten sich ebenso wie das Körpergewebe.

Nach dem Einzigen Prinzip der Wissenschaft und der Philosophie des Fernen Ostens ist die Ursache der Erkältung die Yinisierung unseres Körpers. Wir essen eine Nahrung, die zu reich an Kalium, Kalzium, Phosphor, Wasser usw. ist. Wir sind zu wenig auf ein gutes Verhältnis von Yin und Yang in unseren Nahrungsmitteln bedacht. Anstatt, daß wir das gute Verhältnis der Faktoren Yin und Yang in unserer Nahrung herstellen, das die Ursache der Krankheit ausschalten würde, ziehen wir es vor, Medikamente zu nehmen, die von Natur außerordentlich Yin sind, weil sie die Eigenschaft haben, die Symptome zu beseitigen, und uns gerechterweise in eine noch schlimmere Lage versetzen.

Die moderne Medizin läßt keine Anzeichen erkennen, daß sie sich einmal mit den wirklichen Ursachen der Krankheit beschäftigen wird. Sie hat keine Vorstellung von der Ursache der gewöhnlichen Erkältung. Sie sucht sie nicht. Sie sucht nur ein linderndes Mittel, das die Symptome verschwinden läßt, weil der Kranke klagt. Sie ist nicht einmal durch die Tatsache beunruhigt, daß ihre Suche nach einem symptomatischen Heilmittel sich seit Jahrhunderten - seit wenigstens 2 000 Jahren - als nutzlos erwiesen hat.

Was ist wohl der Grund, warum die offizielle Medizin, anstatt nach einer fundamentalen, einmaligen und immer währenden Heilung zu suchen, es vorzieht, eine Reihe von symptomatischen, lindernden und zeitgebundenen Rezepten zu finden? Nach unserer Meinung ist die Ursache dieser unbegreiflichen Haltung nichts anderes, als die Vorherrschaft des Dualismus oder die Zweiteilung des Menschen selbst, die sich in dem Zwischenspiel der Gegensätze kund tut: Spiritualismus-Materialismus, Egoismus-Altruismus, Wissenschaft-Philosophie, Analyse, Synthese, Gott-Mensche Körper-Seele usw... Und woher kommt ihrerseits eine solche dualistische Einstellung? Von nichts anderem, als einer wirklich vorhandenen Verhärtung, von einem Tod der Gehirnzellen, von einer Krankheit der Urteilskraft.

Das einzige Werkzeug der modernen Zivilisation, die Wissenschaft, ist blind; es hat die Fähigkeit des Urteils nicht, trotz der Theorien von Auguste Comte. Dieser hat sehr gerechterweise festgestellt, daß die metaphysische Philosophie der Experimentalwissenschaft weichen muß. Ohne die Stütze der Technik wird die Philosophie nutzlos, aber die von Grundsätzen entblößte Technisierung

wird gefährlich. Der beste Beweis dafür ist
die Gefahr, die gegenwärtig die ganze Menschheit bedroht: der nukleare Krieg usw.

Das monistische Prinzip ist der universelle Kompaß, der uns in allen Dingen die
einzige Zielrichtung des Menschen zeigt -
das ewige Glück, die unendliche Freiheit, die
absolute Gerechtigkeit, aber man muß sich
hüten, das Glück der Mehrheit, die Freiheit
einer Verfassung oder die Gerechtigkeit der
Gerichte damit zu verwechseln.

Wir sind heute Augenzeugen des dramatischen Endes aller klassischen Autorität, am
Ende eines Glaubens an die Experimentaltheorie von Auguste Comte, einer empirischen
Philosophie von Darwin; und es versteht sich
von selbst, am Ende der Philosophie von
Descartes und der Philosophie von Kant, und
am Ende der formellen Logik, der atomistischen Theorie, der Theorie von Wirtschaft
und Austausch, der reformistischen Theorie
usw...

Ohne Zweifel hatte Comte Unrecht - gleich
allen Denkern des 18. Jahrhunderts, zu
glauben, daß die drückende und konventionelle
Macht eines entarteten und mumifizierten
Katholizismus bald zerstört sein würde.
Mehrere Jahrhunderte vor Comte hatten Martin
Luther und Erasmus von Rotterdam diese Auflehnung begonnen. Aber der entstellte
Katholizismus behauptet seine Herrschaft und
der Protestantismus selbst ist eine andere
Religionsform, die nicht weniger drückend und
reaktionär ist. Comte selbst würde sich gegen
die Religion wenden, wie es Newton vor ihm
getan hat. Man kann sogar behaupten, daß es
der Wissenschaft selbst gelungen ist, sich

zu vergöttern.

Glücklicherweise ist ein Kervran erschienen, um uns im katastrophalen Augenblick der Geschichte des Menschen neue Horizonte voll unendlicher Perspektiven durch die unendlich kleinen Fenster der biologischen Transmutation zu zeigen. Seine Entdeckung setzt nicht nur der klassischen Chemie ein Ende, sie eröffnet uns auch einen neuen Weg für alles klassische, wissenschaftliche Denken. Sie ist in seinem Buch "Die biologische Transmutation" dargestellt (erschienen bei Maloine, Paris).

Jetzt ist die Wissenschaft in das Alter gekommen, wo sie sich in Philosophie verwandeln wird. Aber "die moderne Wissenschaft gehört noch ins Steinzeitalter", diese Feststellung macht Rachel Carson in ihrem Buch "Schweigender Frühling". Alle, die Kervran gelesen haben, stimmen mit ihr überein. Können wir seitdem hinsichtlich der Philosophie auf eine Wissenschaft hoffen, die noch nicht ihr "Neandertaler-Alter" überschritten hat? Könnte diese Philosophie eines Tages eine Methode werden, die uns die unendliche Freiheit, das ewige Glück, die absolute Gerechtigkeit garantiert? Wir wollen es mit "ja" beantworten. Aber wieviel tausend Jahre werden notwendig sein, damit sie wachsen kann und das gegenwärtige "Neandertal-Zeitalter" überwinden.

Es gibt einen anderen Weg, den des Einzigen Prinzips der Wissenschaft und der Philosophie des Fernen Ostens mit seiner dialektischen Methode Yin - Yang. Das monistische, polarisierbare Prinzip ist durch mein erstes französisches Buch, das ich "unter den Dächern von Paris" geschrieben

habe, vor fünfunddreißig Jahren wieder neu
erstanden. Ich war ein armer Student ohne
Verbindungen und ohne Unterstützung. Sehen
Sie, was es uns bringen kann.

Nach dem polarisierbaren Monismus kann
man alles in zwei entgegengesetzte und sich
ergänzende Gruppen einteilen - Yin und Yang -
sowohl biologisch wie physiologisch, nicht
nur alle industriellen und landwirtschaft-
lichen Pflanzenschutzmittel, noch mehr die
Tausende von hygienischen und zur Ernährung
gehörenden Produkte, die sich im Handel befinden. Unsere Gesundheit und unsere Lebenskraft beruht auf einem Essen von Yin und Yang
im richtigen Verhältnis. Yin allein, so gut
wie Yang allein, sind der sichere Tod. Auf
Yin und Yang im schlechten Verhältnis beruhen
alle Krankheiten, alles Elend, alles Unglück,
einschließlich der Verbrechen, aller Erbärm-
lichkeit, aller Schwierigkeiten, und als
Krönung von allem die größte Krankheit, die
die Zukunft der Menschheit bedroht:
Der Atomkrieg.

Die Gruppe der chemischen Elemente mit
Yang-Charakter umfaßt Wasserstoff (H),
Kohlenstoff (C), Lithium (Li), Natrium (Na),
Arsenik (AS); die Gruppe Yin in erster Linie
Sauerstoff (O), Stickstoff (N), Kalium (K),
Phosphor (P), dann die ungeheure Mehrheit
aller chemischen Elemente. In meinem Buch
"Das Einzige Prinzip der Wissenschaft und der
Philosophie des Fernen Ostens" (Vrin 1931)
habe ich die spektroskopische Basis dieser
Klassifikation der chemischen Elemente darge-
stellt.

Die Biologen wissen, daß man weder ohne
Natrium noch ohne Kalium leben kann. In allen

Lebewesen sind diese beiden Elemente enthalten. Und noch mehr, die Proportion zwischen diesen beiden Elementen ist für jede Art charakteristisch von Geburt an und nach seiner Art des Lebens. Wenn es einige im Aufbau sehr einfache Arten gibt, die diese beiden Elemente entbehren können, haben sie doch immer ein Paar der zwei Hauptelemente (z. B. H und O, C und O usw.) der Kategorie Yin und Yang nötig.

Wird Yin in der Konstitution eines lebenden Wesens absolut vorherrschend, kann es nur zu Grunde gehen. Das gleiche versteht sich für eine absolute Vorherrschaft von Yang. Die Erreichung eines guten Verhältnisses zwischen den Elementen Yin und Yang ist die Hauptfrage. Wenn man es so betrachtet, muß man zugeben, daß es in der Natur kein Gift gibt, nur ein gestörtes Gleichgewicht, ein schlechtes Verhältnis zwischen den beiden Gruppen Yin und Yang.

Ein mit einem guten Verhältnis in großer Menge aufgebauter Organismus wird die Fähigkeit haben,- bis zu einer gewissen Dosis -, alles von einer nicht ausbalanzierten Konstitution Erzeugte aufzusaugen und zu neutralisieren. Man kann diese Theorie bis zum Ende durchführen: Die außerordentliche Fähigkeit eines nach den Regeln des Universums ausgewogenen Organismus kann ihm erlauben, jedes "Gift" aufzuzehren und zu neutralisieren. Der geschichtliche Fall des Mönches Rasputin bringt sich uns hier in Erinnerung.

In ihren Handlungen bezeugen die Menschen durch ihre entgegengesetzten Neigungen, daß man sie auch in Yin und Yang einteilen kann. Einem Problem gegenübergestellt, zum Beispiel einer Krankheit, handeln die Menschen gemäß ihrer Konstitution. Gewisse Menschen reagieren vor allem voll Furcht. Nach und nach oder sehr schnell, nach den Besonderheiten ihrer individuellen Konstitution, verwandelt sich ihre Furcht in Feindseligkeit. Diese Feindseligkeit wiederum verwandelt sich in heftige Angriffe gegen die beunruhigenden Symptome und ist erst befriedigt durch ihre Zerstörung; sie vernachlässigen im allgemeinen die Ursache der Krankheit, die alsbald andere äußere Kennzeichen findet. Eine Kette von gedrängten Gewaltakten setzt ein, die in der Vernichtung der ganzen Umgebung endigt und nicht einmal durch den verallgemeinerten Tod beendigt werden kann. Welch höllische Perspektive: Der nukleare Krieg ist das globale Ergebnis der Menschen, die auf diese Art reagieren.

Ein anderer Menschentyp reagiert nicht durch Furcht, er zeigt Überraschung. Seine Überraschung führt ihn dazu, daß er den Fall überprüft, er denkt darüber nach, kritisiert sich selbst, nachdem er die Ursache der Krankheit gefunden hat, die immer in einer freiwilligen oder unfreiwilligen Verletzung der Naturgesetze besteht. Dieses Suchen wird durch Fasten und Meditieren erleichtert und durch ein genau kontrolliertes Verhalten im Einklang mit der Ordnung des Universums. Es führt zur Übung und Entwicklung der Urteilskraft und schließlich zu dem schöpferischen Frieden.

Die erste Mentalität drückt die Lebensart eines Yang-Volkes aus, die zweite die eines Yin-Volkes. Die westliche Zivilisation entwickelt sich auf dem ersten Weg, und die östliche Zivilisation hat immer gesucht, den

zweiten zu gehen. Der erste ist dualistisch,
der zweite monistisch.

Wenn es sich um "biocide" (lebenszerstören-
de Faktoren) handelt mittels chemischer
Produkte, oder der Drohung des nuklearen
Krieges, ist es die Folge der ersten Mentalität. Ihre gemeinsame Ursache ist im Dualismus
zu suchen, der gerechterweise nicht in einer
Weltanschauung, das heißt in einer Philosophie, aufgehen kann. Doch zeigt sich heute
in der ganzen Welt eine allgemeine Neigung,
eine Philosophie zu finden, die die Richtigkeit allen Wissens, einschließlich der Wissenschaft, zum Gegenstand hat.

Ja, gerade in diesem Augenblick arbeiten
einige Dutzend Gruppen von Wissenschaftlern
und Philosophen allein in Japan an diesem
Ziel. Das Ende der Theorie von Comte ist
bestätigt: die Wissenschaft sucht heute die
Philosophie. Professor Ratner, der Fachmann
für Vorbeugung und allgemeine Hygiene in den
U.S.A. hat kürzlich festgestellt, daß dieses
Land das reichste an Kranken ist (eine
Million und einhunderttausend Menschen sind
täglich erkältet), und daß gleichzeitig die
Amerikaner das Volk sind, das am eifrigsten
nach Impfmitteln sucht, Operationen ausführt,
Medikamente und Drogen verwendet.

Er fragt sich:"Warum sind wir hinsichtlich
der Gesundheit die elendeste Nation?" Und
schließt: "Weil es uns an Philosophie fehlt."

Nach allem ist die Wissenschaft nur ein
Werkzeug; sie ist nur eine sensorielle Kunst
zu beobachten, zu experimentieren, zu be-
schreiben, was in dieser Welt der Relativität
vor sich geht; das Leben ist etwas unendlich

viel Größeres, es ist die Unendlichkeit
selbst, von der unsere Welt der Relativitäten
nur ein unendlich kleiner Punkt ist.

Das gegenwärtige Leben hat zwei Aspekte:
den "sichtbaren" Aspekt, die Materie in der
Welt der Relativitäten, und den "unsichtbaren"
Aspekt in der unsichtbaren Unendlichkeit. Unaufhörlich kommt der sichtbare aus dem
Unsichtbaren.

"Die Materie kommt aus der Nicht-Materie,
und die Energie erschafft sich unaufhörlich
aus dem Nirgendwo", das war der pessimistische Schluß Professor Bridgmans, der ihn dazu
führte, seine wissenschaftlichen Untersuchungen aufzugeben und sich im Alter von 69 Jahren das Leben zu nehmen.

Auf jeden Fall ist der Mensch heute durch
die chemischen "biocide" und durch den
nuklearen Krieg bedroht. Woher kommt diese
doppelte Tragödie, die in der Geschichte
kein Beispiel hat.

Unsere Antwort ist einfach. Diese Drohungen sind nur die zwei Symptome einer universellen, fundamentalen, mörderischen Krankheit,
einer Krankheit der Urteilskraft. Die höchste
Urteilskraft des Mensch ist blind geworden
seit einigen Jahrhunderten; sie ist vergiftet
und vollkommen gelähmt durch die Tätigkeit
ihrer chemischen, symptomatischen und
industrialisierten Medizin, sie selbst ist
die Tochter der dualistischen Logik, die man
die "formelle" Logik nennt.

Anhang 3

GERECHTIGKEIT, DIE SIEBENTE BEDINGUNG DER GESUNDHEIT

Was ist Gerechtigkeit?

Es gibt vieles in dieser Welt, das "man nicht sieht, obgleich man es sieht", das "man nicht hört, obwohl man es hört", das "man nicht kennt, obgleich man unaufhörlich davon spricht": Die Gerechtigkeit gehört auch dazu.

Die Freiheit, das Glück, der Frieden des Lebens, die Gesundheit, die Harmonie, die Schönheit, die Wahrhaftigkeit... Alle Welt weiß davon, auch von der Gerechtigkeit, alle Welt verlangt danach, spricht darüber, sucht... Und doch gibt sich jeder die größte Mühe, gerade das Gegenteil zu finden, alles zu verdrehen und in Sicherheit zu leben...

Sklaventum, Unglück, Tod, Krieg, Krankheit, Unsicherheit, Häßlichkeit, Nachahmung, Lüge, Verordnungen... Viele berufsmäßige Fachleute sind Spezialisten in der Herstellung und dem Verkauf dieser Nachahmungen der Wahrheit; Seifenhändler, Verkäufer von Medikamenten, Religion, Erziehung, Waffen, Versicherungen, Banken, Zeugnissen, technischen Erzeugnissen usw....

Man nennt die Suche nach den Verdrehungen der Wahrheit Wissenschaft, Philosophie, Richtlinien, Revolution usw...

Was ist Wahrheit?

Das "Sichtbare" und das "Unsichtbare" gibt es in der Welt. Die Welt, in der man messen kann, und die geheimnisvolle, unbestimmbare Welt, in der man nicht messen kann.

Einige erklären, daß "die sichtbaren Dinge" die Hauptsache sind, und daß das, was man nicht sieht, auch nicht existiert: Demokrit, Epitkur, Descartes, Darwin.....

Und andere sagen, daß das "Unsichtbare" die Hauptsache ist, und daß die Dinge, die man "sieht" nur Schatten oder Illusionen sind, Spiritualismus, Mystizismus, Philosophie, Religionen usw...

Kokuzo (unendliche Ausdehnung), Sunyata, Vedante, Lao-tse, Sôtse, Buddha, Nagarjûna, Asanga, Jesus Christus usw. - überall sieht man zwei Seiten: Yin und Yang und ein Drama, das man "das Leben" nennt, setzt unaufhörlich seine dramatischen und ewig abwechselnden Szenen fort.

Viele tausend Jahre sind vergangen. Beide Seiten haben sich verachtet und haben sich gegenseitig bekämpft. Doch haben in den dreißiger Jahren des 20. Jahrhunderts die, die an die "sichtbaren Dinge" glauben und die "unsichtbaren" nicht wahrhaben wollen, entdeckt, daß "das Sichtbare" wahrscheinlich von dem "unsichtbaren" erzeugt wird. Das ist die Entdeckung des Universums der Elemente. Das will sagen, daß diejenigen, die so brutal darauf bestanden haben, daß nur das "Sichtbare" Interesse verdient, und daß das "Unsichtbare" nicht existiert, erkennen, daß sie blind waren.

Indessen sind diejenigen, die zur Partei der "unsichtbaren Dinge" gehören und keine andere Wirklichkeit zugeben wollen, nach und nach durch die Entdeckungen der Partei der "sichtbaren Dinge" in höchstes Staunen versetzt worden, denn sie haben die Wissenschaft nicht genügend gekannt und wußten nichts über die "sichtbaren Dinge". Sie mußten ihre Vorrechte aufgeben und können sich jetzt nur noch mit ihrem Leichenbegängnis beschäftigen; doch halten sie an einem geheimen Weg fest, um aus der tödlichen Sackgasse zu kommen, in die die Partei der "sichtbaren Dinge" geraten ist.

In den Sturmwogen der Furcht, der Unsicherheit, der Unruhe verloren, ist die Welt so weit gekommen, daß sie verschwinden wird. Amerika, das Reich des Goldes, der Führer der Partei der "sichtbaren Dinge", weiß dies.

Viele Orientalen, Söhne der Zivilisation Bummei (das heißt der spirituellen Zivilisation) oder der Partei des "Unsichtbaren", wurden von der Zivilisation des Goldes angezogen, und einige kehren, vom Materialismus oder der Zivilisation Butumei (das heißt materialistische Zivilisation) enttäuscht, zurück. Vor ungefähr sechzig Jahren wollten Okakura, der Autor des BUCHES VOM TEE, und Etsu Sugimoto, der Autor der TOCHTER DES SAMURAIS, aus der Zivilisation des Fernen Ostens die Adoptivtochter des Goldreiches machen. Zur selben Zeit lebte in Japan ein Amerikaner als Journalist. Er hatte eine Japanerin geheiratet und suchte mit allen Kräften, die Zivilisation des Fernen Ostens nach Amerika zu bringen, um die Schwächen des

Goldreiches zu heilen. Sein Name war Lafcadio
Hearn. Hearn ist das Gegenteil von Kipling
oder von Lawrence in Arabien. Unglücklicherweise gehört er wie Okakura und Etsu Sugimoto
auf die dritte Stufe der Urteilskraft. Deshalb haben diese Männer von allen Mühen ihres
Lebens nur einige Literaturwerke als Denkmale
zu ihrem Gedächtnis hinterlassen.

Was ist Gerechtigkeit?

Nach der amerikanischen Enzyklopädie ist
es etwas wie das Glück des Menschen, das man
niemals verwirklichen kann: das ist das
höchste Urteil der Partei der "sichtbaren
Dinge" !

Die Gerechtigkeit ist nach der Partei des
"Unsichtbaren" wie die Luft, die man atmet,
die die Grundlage allen Glückes und allen
Seins in dieser Welt ist. Sie ist die Quelle
aller Gesetze. Es ist etwas, ohne das man
nicht leben kann, nicht einmal eine Sekunde.
Es wurde Mikato (Leben) genannt, Tao oder
Miti (der Weg, die Spur), Taido (großer Weg),
Taiko (großes Gesetz), Taikyoku (Unendlichkeit), Kaigi (große Gerechtigkeit) usw. Ich
habe alle diese Worte in eine moderne Sprache
übersetzt: "DIE ORDNUNG DES UNIVERSUMS", und
ich habe mir 50 Jahre lang die größte Mühe
gegeben, diesen Begriff international zu
machen. Es ist der Geist, es ist Gott. Die
Alten nannten ihn den "Meister des Universums".

Die Herrscher der Partei der "sichtbaren
Dinge" sind das Gold, die Materie, die Gewalt,
die Zerstörung, und die Herrscher der Partei
des "Unsichtbaren" sind der Geist, der Friede,
die Unendlichkeit und das Absolute. Die Partei der "sichtbaren Dinge" ist an ihrem Ende

angelangt.

In der Partei der "sichtbaren Dinge" waren die Technik der Materie, das Gold, die Eroberung, das höchste Ziel; in der Partei des "Unsichtbaren" war das Suchen nach der Gerechtigkeit, dem Geist, dem Frieden, die einzige Frage. Darum haben die Wissenschaften, die Philosophie, die Medizin, die Biologie, die Psychologie keine Ähnlichkeit mit denen des Fernen Ostens. In seiner Gewissensbefragung hat Bergson gesagt: "Die allergrößte Merkwürdigkeit der Wissenschaft ist ihre Unkenntnis des Lebens".

Wenn ich im Weltreich des 20. Jahrhunderts bin, im Lande, wo das Gold König ist, habe ich den Eindruck, daß ich der letzte Primitive einer "unsichtbaren Welt" bin, ein Commanchero, oder der letzte Wikinger oder der letzte Mohikaner.

Oft glaubt man, daß ich ein Orientale mit spiritualistischen oder mystischen Neigungen sei, ich halte diese Einstufung für völlig falsch. Vor sechs Jahren, im ersten französischen Camp der Philosophie des Fernen Ostens, gab es viele Heilungen, und man nannte es das "Camp der Wunder" - dort begann alles. "Die Wunder" lockten die unvernünftigen Menschen - wie ein Sturmangriff der Ameisen auf einen Marmeladetopf. Es gibt in dem Land, das doch die wissenschaftliche Zivilisation geboren hat, Menschen, die man sich nicht einmal in einem Alpdruck vorstellen kann. Jeden Tag, sogar heute noch, kann ich nicht aufhören, mich darüber zu wundern. Es sind die Seltsamkeiten eines Landes, in dem man Kino-Bilder, Kreuzworträtsel, Propaganda, öffentlichen Ruhm liebt, wo der Geschäftsmann und die guten Verbindungen alles bedeuten. Man begreift den Erfolg von Fernsehen und Kino. Die Gerechtigkeit und die Medizin, die Politik, ja, selbst die Kunst und, was noch viel erstaunlicher ist, sogar die Religion bedient sich dieser öffentlichen Bekanntmachungen. Alle handeln, als ob sie selbst öffentliche Bekanntmachungen wären! Welch seltsames Land, wo man in den besten Tageszeitungen Horoskope veröffentlicht.

Der I-King und der Zen, das Tao und die Welten des Wabi und des Sabi, des Hana (die Kunst des Blumensteckens), des Toha (Zeremonie des Tees) sind nicht so leicht, daß man sie durch Veröffentlichungen einer großen Menge verständlich machen könnte. Es sind Themen, die die Zähne der "Massen-Gemeinschaften" nicht kauen können. Das ist unmöglich. Man hat mir geraten, im Radio zu sprechen, mich im Fernsehapparat sehen zu lassen! Es gibt Leute, die mich "Doktor" nennen. Wie langweilig, traurig, bemitleidenswert für mich ist doch dieser Titel. Was würde Jesus empfunden haben, wenn man ihn Mörder oder Verbrecher genannt hätte?

Ich bin ein Mensch, der aufs höchste beglückt ist, spielend eine Arbeit zu tun, die um 180° derjenigen entgegengesetzt ist, die man "Medizin" nennt. Welcher Arzt würde nicht entsetzt sein, wenn man ihm den Namen "Mörder" gäbe? Und ich bin noch erstaunter, wenn man mich "Doktor" nennt....

Es ist die Traurigkeit eines Greises aus dem Fernen Osten. Er hat die Geheimnisse gelehrt und hat aufgehört zu lehren, wie man sich selbst durch seine eigene Kraft von "Unheilbaren" Krankheiten, von Warzen, Er-

kältungen, von Rheumatismus, ja, sogar von
Geisteskrankheiten, von Lüge, von Diebereien,
vom Krieg heilen kann; alles Krankheiten,
gegen die weder die Medizin, noch die Wissenschaft - trotz der langen Zeit und all ihrer
Bemühungen - nicht kämpfen konnten. Dafür hat
er sein ganzes Leben, seinen Schlaf, gegeben.
Er ist ohne Haus, ohne die Freuden eines
Familienlebens, ohne die Bücher, die er liebt.
So ist er 70 Jahre alt geworden, und es erfüllt ihn mit tiefster Traurigkeit, daß er
jetzt als Spezialist für oberflächliche Heilungen angesehen wird.

Wie dem auch sei, das macht nichts. Wenn
man mich für einen Heiler hält, wenn man mich
Wunderdoktor nennt - ob man glaubt, ich sei
ein Schwarzkünstler oder ein Bemitleidenswerter, ob man mich Arzt nennt, was tut es!
Da ich die "unsichtbare Welt" verkaufe, ist
es nur normal, daß man mich für einen
Gangster oder einen Schurken hält. Die
siebente Bedingung der Gesundheit und des
Glückes ist die Erkenntnis und die Ausübung
dessen, was man mit dem Wort "Gerechtigkeit"
bezeichnet. Diese Bedingung ist vielleicht
viel wichtiger als die anderen, sie ist mit
nichts zu vergleichen. Deshalb, weil - wenn
sie nicht erfüllt wird - die sechs anderen
unnötig werden, selbst wenn man sie noch so
ängstlich erfüllt, und sie vollkommen erreicht hat.

Eines Tages hat die "Times" eine Zeitungsnotiz gebracht, in der sie von einer Frau
berichtete, der es gelungen war, den Wagen
zu heben, unter dem ihr Junge eingeklemmt
lag. Sie hatte ihn gerettet und sich dabei
nur einen Muskel verzerrt. Diese geheimnisvolle und unerwartete Stärke wird oft die

"spirituelle Kraft" genannt. Viele haben
schon erzählen hören, daß sich bei einem
Brand Menschen mit Lasten beluden, die sie
zu normalen Zeiten niemals hätten tragen können, oder daß sich mancher durch seinen
Glauben von unheilbaren Leiden geheilt hat,
oder daß jemand plötzlich eine Lösung fand,
nach der er jahrelang vergeblich suchte. Man
nennt das "Willenskraft", "Kraft des Glaubens"
oder die "geistige Kraft". Aber um was
handelt es sich hier eigentlich? Die Wunder
von Moses und Jesus sind zu wunderbaren und
unglaubhaften Geschichten geworden. Im Fernen
Osten gibt es ähnliche Geschichten, ja, sie
sind noch tausendmal außergewöhnlicher.
Si-Yü-Ki ist ein überlanger Roman, der heute
noch in China und Japan gelesen wird. Vor
einigen Jahren wurde er ins Französische
übersetzt. Die Arbeit daran hat 17 Jahre gedauert. Eine solche lange Geschichte ist im
Westen noch niemals geschrieben worden und
wird es wohl auch niemals werden. Es ist
eine ganz besondere, amüsante Auffassung von
einem sehr tiefen, philosophischen Plan, der
dem Leser eine gute, gedankliche Orientierung
gibt - ohne, daß er die Absicht merkt -, und
der die Freude und das höchste Glück der
Entdeckung der Wunder des Universums lehrt,
und wie man den Schlüssel zum Himmelreich
findet. Man könnte ihn mit der Wunderlampe
Aladins vergleichen, mit Alice im Wunderland,
mit Gulliver, mit der Maschine, die alles
wieder neu belebt. Hat man dieses Buch gelesen, scheint die Welt der "sichtbaren Dinge"
töricht, oberflächlich und geschmacklos. Man
ist über die Dummheit, den Mangel an
Vorstellungskraft des Kinos und der lebenden
Bilder entsetzt. Überdenkt man die Gedanken
von Maeterlink, Uspenski, Gurdjief, Coué,
Kinsey, Freud oder Swedenborg, ist man voll

Traurigkeit, daß der Mystizismus und der
Spiritualismus im Westen so oberflächlich
sind.

Die Werke Baudelaires, Mallarmés, Valérys,
Rimbauds, Poë usw., wie auch die der zahlreichen, abstrakten Maler, sind sehr verschieden
vom Symbolismus des Fernen Ostens. Es scheint,
daß sie nur eine Rhapsodie der Flucht der
Menschen mit der Urteilskraft der zweiten
Stufe sind. Sie werden erstickt von der Welt
der "sichtbaren Dinge" und versuchen, die
"unsichtbare Welt" durch Gewalt zu erreichen.
Sie geben immer den Eindruck, daß sich die
Welt in ein trauriges Leichenbegängnis verwandeln werde, in Torheit und Unordnung.

Ungefähr mit fünfzig Jahren habe ich entdeckt, daß ich Menschen allein durch die
Kraft meines Willens töten könnte, und ich
war erschrocken darüber. Ohne daß ich wußte,
daß ich im Besitz einer solchen Kraft bin,
habe ich zwei oder drei Menschen getötet. Ich
wollte sie nicht töten, ich wollte sie nur
aufgeben, aber sie sind gestorben. Die Menschen, die ich verlassen hatte, sind verschwunden - wie ein Hirschkäfer, dessen Flügel
gebrochen waren. Ich fühlte sehr deutlich, daß
ich es war, der sie getötet hatte. Seit
dieser Zeit habe ich mich voll und ganz der
Aufgabe geweiht, diese Methode zu verkünden,
die Körper und Seele heilt, die Makrobiotik.
Ich habe darüber das Essen und Schlafen vergessen und bin schließlich zu dem Schluß
gekommen: nichts ist leichter, als sogenannte
schwere Krankheiten, unheilbare Krankheiten
zu heilen, aber nichts ist schwerer, als die
Kranken zu heilen. Dann habe ich die Wichtigkeit, das Vergnügen, die Freude und die
Beglückung gefunden, gegen diese große

Schwierigkeit zu kämpfen, und ich habe meine
Seele und alle meine Kräfte dafür eingesetzt.
Die Zeit ist dahingegangen, die Erde hat
ihren Lauf fortgesetzt, und ich bin 70 Jahre
alt geworden. Jetzt habe ich die Sicherheit
gewonnen, die gerade die siebente Bedingung
der Gesundheit ist. Die Gerechtigkeit, die
Ordnung des Universums ist das Geheimnis der
geistigen Kraft und der Zauberschlüssel. Sie
allein ist es, die Wunder werden läßt. Der
Weg, sie zu erreichen, ist nicht der der
schwierigen Demütigungen, noch der der Meditation, noch der des Yoga, es ist eine Erziehung von Körper und Geist, die dreißig oder
fünfzig Jahre dauert. Man muß die steilsten
Schneeberge erklimmen in einer Kälte, die
den Körper wie ein Säbel verwundet, jeden
Schritt, jeden Augenblick, jede Sekunde muß
man das tun. Tut man es nicht richtig, kann
man in zehn oder zwanzig Jahren den Gipfel
nicht erreichen. Braucht man einen Führer
oder einen Lehrer, verliert man seine Unabhängigkeit. Sich selbst muß man erkennen
lernen, um den Weg wirklich zu finden.

1. NIEMALS BÖSE WERDEN !

Nehmen Sie voll Dankbarkeit und großer
Freude alles an, auch das Schwierigste und
das größte Unglück.

Nehmen Sie ein sehr großes Unglück, eine
ungeheure Sorge mit Freude und einer immer
noch wachsenden Dankbarkeit an.

Vom Morgen bis zum Abend sollen nur Worte
der Dankbarkeit aus Ihrem Munde kommen, haben
Sie eine Seele voll Dankbarkeit.

2. KENNEN SIE KEINE FURCHT !

Mit einer solchen Seele nehmen Sie auch das Schreckliche voll Freude an. Suchen Sie vom Morgen bis zum Abend nach dem, was schrecklich und furchtbar ist.

3. SAGEN SIE NIEMALS:

"Ich bin müde", "ich langweile mich", "was kann ich tun", "das ist schwer" oder andere Ausrufe dieser Art.

4. GLEICHGÜLTIG WAS SIE ESSEN, WIEDERHOLEN SIE UNAUFHÖRLICH:

"Das schmeckt wunderbar, welche Freude habe ich".

5. SCHLAFEN SIE TIEF UND GUT!

Träumen Sie niemals, bewegen Sie sich nicht, seien Sie nach vier oder fünf Stunden Schlaf erfrischt, erwachen Sie mit Lachen zu der von Ihnen gewünschten Stunde.

6. VERGESSEN SIE NIE ETWAS !

Hauptsächlich nicht den Sinn von "ein Korn wird zu 1o ooo Körnern.

7. LÜGEN SIE NIEMALS, UM SICH SELBST ZU SCHÜTZEN !

8. SEIEN SIE PÜNKTLICH !

9. LIEBEN SIE DIE GANZE WELT !

10. ZWEIFELN SIE NIEMALS AN ANDEREN !

11. STREBEN SIE NIEMALS NACH DER SOGENANNTEN "LOSLÖSUNG" (geistig) ODER DER SOGENANNTEN "NÄCHSTENLIEBE" (Heuchelei). BINDEN SIE SICH VOLLKOMMEN UND FEST AN DIE ABSOLUTE GERECHTIGKEIT, AN DIE ORDNUNG DES UNIVERSUMS.

12. ENTDECKEN SIE UND BETRACHTEN SIE DEN WIRKLICHEN GRUND DES LEBENS ALS DEN KOSTBARSTEN UND GRÖSSTEN SCHATZ DIESER WELT.

13. GENIESSEN SIE TAG UM TAG, STUNDE UM STUNDE -

das Vergnügen und die Freude, das Größte und das Höchste zu finden, die Ordnung des Universums, in allen Dingen, auch in den kleinsten, in den unendlich kleinen.

14. ARBEITEN SIE NIEMALS, VERKAUFEN SIE NIEMALS IHRE ZEIT (das Leben) FÜR GELD.

Freuen Sie sich, amüsieren Sie sich, spielen Sie Ihr ganzes Leben lang, leben Sie wie ein freier Mensch, wie der Vogel unter dem Himmel, wie der Fisch im Wasser. Die Arbeit ist für gesunde Menschen sozusagen nur ein reines Vergnügen.

15. LEBEN SIE IM GEISTE VON "EIN KORN GIBT ZEHNTAUSEND KÖRNER",

damit sie aller Welt das unterhaltende Spiel der absoluten Gerechtigkeit erkennen lassen.

Wer den Lehren der Makrobiotik jahrelang folgt oder noch mehr, wer dieser Erziehung seit seiner Jugend gehabt hat, wird diese geistige Kraft oder diese Wundertätigkeit, wie man sie hier nennt, gewinnen.

Das Wort "Wunder" ist ein Teil des Wörterbuches der Menschen, die die Ordnung des Universums (die unendlich große und unendliche Konstitution, die man auch dann noch nicht messen kann, wenn man sich Billionen von Lichtjahren bedient) nicht kennen. Das Wort "Gerechtigkeit" bezeichnet den Aufbau der Ordnung des Universums und das Prinzip (dialektisch) seines Wechsels. Die Worte "Wunder" und "Gerechtigkeit" sind heute nur die Kennzeichen einer großen Unwissenheit.

Wer an Wunder glaubt, an Erscheinungen, die der Vernunft widersprechen, wer sich weigert, Geheimnisse zu erklären, verschanzt sich auf der zweiten oder dritten Stufe der Urteilskraft.

Ihrer Herkunft nach gehört die Wissenschaft auf die vierte Stufe, auf der Wunder nicht anerkannt werden. Doch so lange die Wissenschaftler an eine Einbildung $E = mc^2$ glauben werden, sind sie den Naiven vergleichbar, die zufrieden sind, zu sagen: Wunder ! - ohne zu verstehen (in der Wissenschaft - eine merkwürdige Sache). Viele Menschen bedienen sich nur der zweiten Stufe der Urteilskraft. Sind diese Wissenschaftler nur Betbrüder der Wissenschaft ?

Fast alle wissenschaftlichen Gesetze sind Beweise einer Urteilskraft, die das Niveau des Einsteinschen Gesetzes nicht überschritten hat, und das mitunter nicht höher ist, als zum Beispiel das Gesetz von Newton, von Lavoisier, das Gesetz der Thermophysik und das von Carnot usw...

Das Gesetz von Lechatellier ist eine ganz
seltene Ausnahme, auch das Gesetz der Nicht-
Symetrie, das Pasteur nur oberflächlich
gestreift hat. Hätte man diese Gesetze
vereinigt und vervollständigt, hätte man der
Wahrheit, der Gerechtigkeit und dem Prinzip
Yin - Yang, das das Universum erfüllt, näher
kommen können. Es gibt andere Entdeckungen
dieser Ordnung, aber bedauerlicherweise hat
sie niemand zusammengefaßt und vervollständigt, noch einen Auszug daraus gemacht oder
sie kristallisiert. Das ist verständlich bei
Menschen, die nur suchen, die sichtbare Welt
zu kennen..... Aber vielleicht ist es noch
ein wenig zu früh, um richtig enttäuscht zu
sein, denn folgerichtig nach dem Gesetz "je
größer die Vorderseite, um so größer die
Rückseite" muß es gewisse Menschen gegeben
haben, die sich einsichtig für die unsichtbare Welt interessierten. Gab es keinen
Goethe, Samuel Butler, Pierre Louys, Elisée
Reclus ?

Gewisse Dinge sind noch merkwürdiger als
die Wunder:

1. Der große Aufbau, "Universum" genannt.
Die Wissenschaft selbst kennt seine Größe
nicht. Nach allem ist für sie etwas, das
nicht sichtbar ist, etwas, das nicht
existiert...

2. Die unaufhörliche Transmutation. Das
große, unendliche All läßt alle möglichen
Wechsel wirken bei jeder seiner Einheiten,
an jeder Stelle mit einer ungeheuren Schnelligkeit und in tausendfachen Verschiedenheiten.

3. Das Einzige Prinzip. Diese Wechsel und

Transmutationen folgen einem feststehenden Gesetz.

4. Die Schnelligkeit. In diesem Universum ohne Ende drehen sich mit ungeheurer Schnelligkeit Billionen und aber Billionen von Sonnensystemen und jedes hat seine eigene Planetenbahn.

"Die Himmel selbst, die Planeten und unser Globus in ihrer Mitte sind Bedingungen von Grad, Vorrang, Ordnung, Regelmäßigkeit, Richtung, Proportion, Form, Jahreszeit, Eigenschaften und Gewohnheiten unterworfen, die sie nach einer unveränderlichen Ordnung innehalten." Shakespeare
(Troylus und Cressida)

5. Das Leben. Das Wesen, das in einem Himmel erschienen ist unter diesen Billionen und aber Billionen von Himmeln. Ist das nicht das größte Wunder? Unsere Wissenschaft ist noch ein Säugling aus dem Steinzeitalter, sagt Rachel Carlson, die Verfasserin von "Stummer Frühling". Sie weiß nichts von der Geschichte, dem Charakter, den Funktionen unserer sogenannten Mutter. Die Freude, 92 Arten von Elementen entdeckt zu haben, hat nicht lange gedauert. Diese Elemente sind wie ein Nebel verschwunden. Sie sind zum verfließenden Tautropfen geworden - und noch weiter, mit einem Schlag haben sie sich in die Elektrizität Yin und die Elektrizität Yang verwandelt. Hat die Wissenschaft ihre Daseinsberechtigung verloren? Sie ist an ihrem Ende angekommen. Die sichtbare Welt ist fertig, die unsichtbare Welt wird sich mit ihrer Pracht auftun. Vor dieser Entdeckung hält die Wissenschaft den Atem an. Das Leben entwickelt sich mehr und mehr, es kennt

keinen Halt. Immer wieder erschafft es die heiteren Farben der Blumen, gibt die herrlichen Früchte, die unendliche schwarze Erde erzeugt Eiweiß, Fette, Kohlenhydrate, Vitamine und Enzyme, CO_2, N_2 und O_2. Sie bringt die Tiere, das Plankton, die Fische, die Vögel hervor, die Fortentwicklung schreitet gemäß ihrer Regeln vorwärts. Welch herrliches Wunder !

6. Das Gedächtnis. Es gibt ein Wunder, das noch viel größer ist, das ist das Gedächtnis. Jetzt ist es der Wissenschaft gelungen, ein großes Elektronenhirn zu bauen. Diese Maschine wird Tausende von geistigen Arbeitern und einige Millionen Mathematiker brotlos machen. Eine industrielle Revolution wird kommen. Doch die tragbare Maschine, menschliches Gehirn genannt, das 1/10 000-mal kleiner ist als dieses kybernetische Werkzeug, ist ihr viele Billionen Male überlegen und besitzt außerdem die Fähigkeit, die man "Vorstellungskraft", "Erkenntnis", "Urteil" und "Willen" nennt. Schafft dieser Dynamo nicht den Frieden, die Freiheit, die Gerechtigkeit, das Glück, die Gesundheit, die Schönheit, ja, selbst die Liebe? Das ist ohne Zweifel das größte Wunder.

Was sind die Entdeckungen der Wissenschaft in der sichtbaren Welt wert, wenn man sie mit der unsichtbaren Welt, die das ganze Universum umfaßt, vergleicht. Sind die Wissenschaftler nicht lächerlich, daß sie das außer acht lassen; war die Menschheit nicht lächerlich, daß sie der Wissenschaft so gehorsam gefolgt ist.

7. Yin erzeugt Yang, und Yang erzeugt Yin. Die Wissenschaft steht vor einer Wiedergeburt,

das ist das siebente Wunder. Die Wissenschaft
ist voll Verzweiflung und steht vor dem
Selbstmord, "die sichtbare Welt", die sie so
sehr geliebt hat und auf die sie vertraut hat,
ist verschwunden. Doch eine einzige Zelle von
den Milliarden Gehirnzellen ist am Leben geblieben. Ihr Name ist Kervran!

Er hat seine Augen geöffnet. Er hat sich
an die Spitze gestellt. Er hat die neue Welt
gesehen. Er hat in den Trümmern der vollkommen zerstörten, sichtbaren Welt die Knospe
des sechsten Wunders, das Leben, entdeckt.
Nachdem er diese Knospe dreißig Jahre in
ihrer Bewegung beobachtet hat, hat er die
Aussage des wunderbaren Lebens entdeckt: die
Transmutation.

In dem sozialen Gebilde, das wir kennen,
ist es schwer, von der Wissenschaft entdeckt
und anerkannt zu werden. Was er gesehen hat,
war derartig unglaubhaft, daß er selbst
zuerst an seinen Augen und an seinem Geist
zweifelte. Dreißig Jahre lang hat er in der
Stille verharrt und hat immer und immer wieder den Mechanismus beobachtet, den er entdeckt hatte, immer wieder war er im Zweifel,
ob er nicht träume.

Während dieser Zeit trat ein anderes
Wunder ein. Ein anderer Mensch, der vor 70
Jahren 10 000 km von Kervran entfernt geboren
wurde, versuchte im Westen den Menschen zu
finden, der die "unsichtbare Welt" verstehen
könnte. Nach unendlichen Schwierigkeiten ist
es ihm endlich gelungen. Es sind jetzt zwei
Jahre, daß er Louis Kervran gefunden hat. Je
größer die Vorderseite, um so größer auch die
Rückseite. Die Freude des gelben, alten Mannes
war ungeheuer. Kervran hat eine Entdeckung

gemacht, die in der Geschichte der Wissenschaft ohnegleichen ist. Er war erstaunt und fast gelähmt von dieser Entdeckung, die gerade in dem Augenblick stattfand, da die sichtbare Welt sich anschickte zu sterben.

"Sie haben das Tor der Menschheit aufgemacht, damit sie die sichtbare Welt verlassen kann. Diese versiegelte, winzige und so sehr arme Welt. Diese Tür führt in die unsichtbare Welt, die voller Freiheit, Gerechtigkeit und strahlendem Glück ist. Das ist eine Entdeckung ohnegleichen in der Geschichte der Wissenschaft". Die beiden Fremden haben sich mit 60 und 68 Jahren ihres Daseins auf dieser Erde zum ersten Mal getroffen, und sie haben einander verstanden.

Aber es gibt noch mehr außerordentliche Wunder. Wer nur gewöhnliche Augen hat, sieht nichts. Wer aber mit seinem dritten Auge sieht, vor dem Auge zieht ein Film vorbei, der nicht drei oder fünf Stunden dauert, sondern fünf, zehn, fünfzig Jahre, Billionen Jahre. Wer dieses Auge nicht besitzt, ist ein Sklave, ein Undankbarer, und seine Auszeichnungen sind Krankheit, Unglück, Armut und Verbrechen. Wer die Wunder des unendlichen Alls, die sich auf einem Bildschirm zeigen, der sie schon Billionen und aber Billionen Jahre abrollen läßt, entdeckt hat, wird unendlich glücklich werden.

Die Freikarte für den Film der unaufhörlichen Wunder ist denen vorbehalten, die der Ordnungs-Konstitution des unendlichen Alls und seines aufbauenden Prinzips Yin - Yang beistimmen, das heißt der Gerechtigkeit durch die Makrobiotik.

Anhang 4

Auszug aus dem Artikel:

DAS VITAMIN C
- von Neven Henaff

Bewirkt es Wunder.....
Soll man seinen mystischen Ruhm
zerstören.....

Es ist außerordentlich wichtig, daß sich
jeder von uns einige Kenntnisse über die Beschaffenheit und die Wirkung des berühmten
Vitamins C im menschlichen Körper erwirbt.
Das ist der einzige Weg, sich eine richtige
Meinung zu bilden, um im gegebenen Falle
fähig zu sein, die für das Neue offenen
Geister zu überzeugen. Offene Geister - ich
meine damit diejenigen, die nicht gleich
wütend werden, sich zu Beleidigungen hinreißen lassen, wenn sie Ohsawa-Sensei sagen
hören: "Vermeiden Sie tunlichst Nahrungsmittel, die Vitamin C enthalten".

Von allen Vitaminen hat sich wohl das
Vitamin C im glauben der Menschheit den
ersten Platz erobert. Fast alle modernen
Menschen der zivilisierten Welt sind voll
Vertrauen auf die Wunderkräfte des Vitamins C.
Ihr Eifer und die Sicherheit, mit der sie
daran glauben, ist größer als ihr Glaube an
die Jungfrauenschaft der heiligen Mutter
Gottes; je weniger wirkliche Kenntnisse sie
über die Materie haben, um so größer ist ihr
Glaube und um so unerschütterlicher. Diese
Fähigkeit des Vitamins C eine - man möchte
sagen - religiöse Überzeugungskraft hervorzu-

rufen, ist schon seiner ungeheuer starken
Yin-Natur zuzuschreiben; das Vitamin C hat
schon Schlachten um Schlachten in der Vergangenheit hervorgerufen und wird auch noch in
der Zukunft die Ursache zahlreicher Kämpfe
sein. Seine widersprechenden Tugenden dürften
es wohl meinen Teufeln von Landsleuten so
wertvoll machen, daß ich es das irländische
Vitamin nenne. Vom Charakter des nordischen
Yang-Volkes aus gesehen, hat das nichts
Erstaunliches. Allein auf Grund dieser
psychologischen Betrachtung fühlt man sich
schon versucht, auf die extreme Yin-Natur des
Vitamins C zu schließen. Auf jeden Fall ist
es klug, bei einem so starken und furchtbaren
Gegner, schon im voraus alle Reserven zu
mobilisieren, und deshalb wollen wir einige
chemische und biologische Hilfsmittel heranziehen.

Das Vitamin C trägt den Namen Ascorbin-Säure. Obgleich seine Formel für den Nichteingeweihten kaum von Wert ist, wollen wir
sie doch gegenüberstellend geben. Das, was
man davon behalten muß, ist, daß das Vitamin
C relativ reich an Sauerstoff ist und mit
Säureeigenschaften ausgestattet; zwei
Charakteristiken, die im allgemeinen beisammen sind, und beide für gewöhnlich Kennzeichen einer sehr ausgesprochenen Yin-Natur.

Seine aufschlußreichsten Eigentümlichkeiten sind folgende: es ist sehr labil,
besonders bei Hitze und in einer alkalischen
Umgebung, in Ölen und Fetten ist es sehr
stabil und in Wasser sehr löslich.

Im allgemeinen ist die Labilität Yin im
Vergleich zur Stabilität Yang: die Labilität
hat die Eigentümlichkeit sehr schnell durch

die Dauer, durch die Zeit Yang, beeinflußt zu werden. Bestätigt wird diese Feststellung, wenn wir sehen, daß das Vitamin C sehr rasch durch die Hitze Yang zerstört wird, vor allem zerstört die Kochtemperatur des Wassers, das Kochen, jegliches Vitamin C.

Das Vitamin C ist in Ölen und Fetten unlöslich. Sie selbst sind, wie man weiß, Yin; die Öle sind in Wasser unlöslich, weil Yin Yin abstößt; die Öle selbst sind mehr Yin als das Wasser. Durch seine Weigerung, sich in Ölen aufzulösen, beweist das Vitamin C seine Yin-Merkmale im Vergleich mit denen der Öle. Es ist deutlich erkennbar mehr Yin als die Öle und Fette, weil es in Wasser sehr lösbar ist, während die Öle es nicht sind.

Die Erklärung dafür ist, daß die Öle, obgleich sie mehr Yin als das Wasser sind, dem Vitamin C doch nahe genug stehen, daß Yin Yin abstößt. Doch das Vitamin C - mehr Yin als die Öle - ist derartig mehr Yin als das Wasser, daß letzteres sich so verhält, als wäre es im Vergleich mit dem Vitamin C Yang: Yin verhält sich gegenüber einem großen Übermaß an Yin wie Yang. Wir wollen das in der Formel noch einmal wiederholen: Yin - Vitamin C - Öle und Fette - Wasser - Yang. Die Chemie läßt uns keinen Zweifel über die extreme Yin-Natur des Vitamins C.

Was lehrt uns andererseits die Biologie? Sie gibt uns drei fundamentale Beweise: Erstens enthalten alle Gemüse und alle Tiere, die sich in gutem Zustand befinden, sehr geringe Mengen Vitamin C. Die positive Wirkung dieser chemischen Verbindung in lebenden Organismen ist bis heute unbekannt. Es ist nur sehr wahrscheinlich, daß diese sehr starken Yin-Verbindungen dem Wachstumshormon sehr ähnliche Funktionen erfüllen - letzteres ist selbstverständlich ebenfalls sehr Yin und steht der Ascorbinsäure und dem Trythophan chemisch sehr nahe. Die Entdeckung seines Einflusses auf die Wachstumserscheinungen hat im letzten Winter eine ungeheure Sensation in den Vereinigten Staaten hervorgerufen, auch in Texas, wo sensationelle Ereignisse am laufenden Band an der Tagesordnung sind.

Zweitens: Wenn auch die positive Funktion der sehr kleinen Menge von Vitamin C im lebenden Organismus noch unbekannt ist, ist seine negative Funktion, dank folgender Tatsache, seit langem bekannt:

Die Geschöpfe, bei denen es nur eine geringe Anzahl von Abarten gibt - besonders die, die am höchsten entwickelt sind, Affen, Menschen usw...., und einige Nagetierarten - sind allein fähig, eine sehr ernste Vorbedingung tödlicher Degenerationen, Skorbut genannt, zu entwickeln. Man hat gefunden, daß alle von Skorbut befallenen Geschöpfe gleichermaßen kein Vitamin C besitzen. Man hat ebenfalls herausgefunden, daß diese Geschöpfe seit einiger Zeit schon eine Ernährung hatten, die völlig ohne Vitamin C war: die bekanntesten Fälle sind die Besatzung von Segelschiffen früherer Zeiten, die monatelang von ihren Zuteilungen "Schiffszwieback und Speck" leben mußten. Es genügte, diesen Skorbutkranken Nahrungsmittel, die Vitamin C enthielten, zu geben, um sofort festzustellen, daß sich ihr Befinden besserte. Die an Vitamin C reichen Nahrungsmittel sind rohe Gemüse, selbstverständlich alle Obstsorten - besonders Früchte aus tropischen Ländern (Zitronen, roter Pfeffer usw.).

Drittens ist festgestellt worden, daß alle
Pflanzen und Geschöpfe der Arten, die nicht
fähig sind, Skorbut zu bekommen, im Stande
sind, selbst sehr kleine Mengen von Vitamin C
herzustellen, die für sie genügen - besonders
die Säugetiere erzeugen Vitamin C in den
Nebennieren. Es besteht auch kein Zweifel,daß
die Vorfahren der Affen, der Menschen und der
Nagetiere, die von Skorbut befallen werden
können, genau wie ihre Verwandten, die Säugetiere, fähig waren, stetig die notwenigen,
geringen Mengen von Vitamin C durch die Nebennieren zu erzeugen. Warum und wodurch gewisse
Arten von Geschöpfen vor noch nicht allzu
langer Zeit die Fähigkeit, Vitamin C zu
erzeugen, verloren haben, ist nicht bekannt.

Mit Hilfe des Yin-Yang-Gesetzes wollen wir
Ihnen eine Erklärung geben, die das Verdienst
hat, sehr einfach zu sein: auf einem gewissen
Stadium ihrer Entwicklung waren die Vorfahren
der Lebewesen, die heute Skorbut bekommen
können, Früchtefresser, lebten unter Bäumen
und in tropischem Klima, ihre Nahrung war
sehr reich an Vitamin C. Ihre Organismen
hatten es nicht mehr nötig, Vitamin C zu
produzieren, im Gegenteil, ihre sehr gefährlich fortwährend mit Vitamin C überschwemmte
Ernährung hat stetig das Übermaß an Vitamin C
zerstört. Eine Fähigkeit, derer man sich
nicht mehr bedient, stirbt ab. Viele
Geschöpfe dieser Art, wenn nicht alle, haben
die Fähigkeit verloren, die Gesamtmenge der
kleinen Dosis an Vitamin C, die notwenig ist,
zu produzieren. Aber eines dürfen wir nicht
vergessen, alle haben die Organe behalten,
die zur Erzeugung von Vitamin C notwendig
sind, die Nebennieren. Es würde schwierig
sein, ein verschwundenes Organ wieder zu be-
schaffen, aber es handelt sich hier nur darum

ein vorhandenes Organ wieder zu aktivieren; doch wenn ein Grund vorhanden ist, ein verschwundenes Organ wieder zu erschaffen, wissen wir, daß die Natur kaum zögert: die Wale, die Tümmler und vor ihnen die Ichtyosaurier hatten sehr wohl neue Schwimmwerkzeuge für das Leben im Wasser hervorgebracht, neue Flossen ohne irgendwelche Beziehungen zu denen der Fische und noch weniger zu denen, der noch weiter zurückliegenden Urahnen aller Säugetiere.

Die moderne Wissenschaft beharrt nur auf einer Vermutung, wenn sie behauptet, daß Skorbut auf einem Fehlen von Vitamin C beruht.

Wir sagen: Zwei Bedingungen sind vorhanden, mehr ist nicht nötig. (Dasselbe gilt übrigens für den Zusammenhang von Lungenkrebs und Tabak.) Es ist klar, daß man nicht alle Individuen des Homo sapiens testen konnte, um festzustellen, daß beim Fehlen von Vitamin C in der Ernährung ausnahmslos Skorbut auftritt. Es ist auch klar, daß zu diesem Zweck nur eine sehr geringe Zahl getestet wurde. Tatsächlich wurden fast nur die getestet, bei denen Skorbut festgestellt worden war. Das erlaubt die Behauptung nicht, daß das Fehlen von Vitamin C in der Nahrung notwendigerweise beim Homo sapiens die Bedingungen von Skorbut schaffen muß. Es ist keineswegs sicher, daß das so sein muß.

Es ist sogar sehr wahrscheinlich, daß es nicht der Fall war, denn die frühe Literatur über "Skorbutfälle" gibt an, daß, obgleich die gesamte Schiffsmannschaft die gleiche Ernährung hatte, doch nicht alle von Skorbut befallen wurden.

Wir wollen uns hier daran erinnern, daß
das Vitamin C im Körper nicht aufgespeichert
werden kann, ja, nicht einmal für eine gewisse Zeitspanne konserviert: die Temperatur und
die alkalische Umgebung sowie der Sauerstoffgehalt des warmen Blutes der Säugetiere zerstört es in kurzer Zeit.

Außerdem waren gewisse Seeleute, ohne daß
bei allen Skorbut gleichzeitig aufgetreten
war, gestorben, während sich bei anderen
überhaupt keine Symptome zeigten, obwohl bei
allen vom gleichen Zeitpunkt an das Vitamin C
fehlte. Diese systematisch vernachlässigte
Tatsache scheint im Gegenteil zu zeigen, daß
die Fähigkeit, die notwendigen kleinen Mengen
an Vitamin C zu produzieren, bei gewissen
Individuen mit variabler Wirksamkeit vorhanden ist. Es scheint sogar, daß mehr Berufsmatrosen an Skorbut starben, als Neuhinzugekommene. Das ist für die offizielle Theorie
eine unerklärbare Tatsache, während es für
uns sehr aufschlußreich ist.

Die moderne Medizin lenkt nicht nur
offiziell von den Tatsachen ab, die sich
ihren Theorien entgegenstellen, sie läßt
sogar - wie oben gezeigt - die elementarste
Einsicht vermissen. Trotz der Tatsache, daß
nur sehr kleine Mengen von Vitamin C im
Organismus notwendig sind, überschwemmt sie
den Patienten mit ungeheuren Dosen von
Produkten, die außerordentlich Yin sind,ohne
sich um die Folgen zu kümmern. Kurz, die
Tatsache, daß sehr geringe Mengen von Arsen
und Quecksilber im Organismus sehr notwendig
sind, kann sie veranlassen, die Patienten mit
Arsen und Quecksilber zu überschwemmen,
"damit sie nicht Mangel daran leiden"! Das
gleiche gilt für Insulin, Cortison usw. Es

ist noch nicht lange her, daß sie endlich zu
der Feststellung gekommen ist, daß der Gebrauch von Insulin und Cortison, das vom
Körper nicht erzeugt wurde, viel schädlicher
wirken kann, als alle symptomatischen Vorteile, die sie bieten. Um diese Wirkungen
vorauszusehen, wäre nicht einmal sehr viel
Klugheit notwendig gewesen!

Kurz gesagt, die Situation der Skorbutkranken scheint der der Diabetiker ähnlich
zu sein. Die einen wie die anderen haben
Organe, die nicht so entartet sind, daß sie
nicht kleine Mengen von Ascorbinsäure und
Insulin produzieren könnten, aber sie produzieren nicht - oder zumindest nicht genug.
Die wirkliche Heilung würde darin bestehen,
diese Produktionskapazität wieder herzustellen.

Es ist sicher, daß die Verwendung von
Vitamin C oder Insulin, das der Körper nicht
selbst erzeugt hat, nur eine Lahmlegung der
Krankheitsbedingungen ist; je mehr man von
diesen nicht arteigenen Produkten injiziert,
um so weniger ist der Körper geneigt, die
Selbstproduktion wieder aufzunehmen - noch
mehr, diese symptomatische Lahmlegung ist
sehr gefährlich, weil die Einspritzungen mit
der Zeit immer größere Mengen, als die von
der Natur verlangten, notwendig machen. Diese
Gefahr wird, soweit sie das Insulin betrifft,
endlich erkannt. Warum fehlen aber für das
Vitamin C immer noch die gleichen Erkenntnisse? Das moderne medizinische Gehirn
weigert sich, diese Frage zu stellen, auf
die wir doch schon unsere Antwort haben:
der außerordentliche Yin-Charakter des
Vitamins C kann nur die Ursache einer extremen Yin-Beschaffenheit sein, die sich - je

nach der Person - in den Symptomen von Fettleibigkeit, Krebsarten, Herzerkrankungen, Geisteskrankheiten usw., ja selbst, bei gegebener Gelegenheit, in Diabetes bemerkbar macht. Es ist bekannt, daß sich nicht bei allen Menschen Diabetes entwickeln muß, wenn sie kein Insulin infolge von Einspritzungen mehr besitzen. Aber nach den Behauptungen der Medizin, müssen alle Menschen, deren Nahrung ohne Vitamin C ist, Skorbut bekommen. Wir haben gesehen, daß das eine grundlose Behauptung ist: sie ist niemals auf ihre Richtigkeit untersucht worden, nicht einmal bei einer nennenswerten Minderheit von Menschen. Die bekannten Tatsachen - selbst was die Seeleute anbetrifft - bestätigen keineswegs diese Theorie. Wie auch die Medizin nicht im voraus ahnen konnte, daß, selbst wenn alle diese Seeleute bei der gleichen Ernährung skorbutkrank geworden wären, ihre Unfähigkeit, genug Vitamin C selbst zu erzeugen, nicht ihrer besonderen Lebensweise zugeschrieben werden kann. Wenn die Medizin einsichtig wäre, müßte sie erkenne, daß nichts unserer Theorie entgegensteht: Diabetiker und Skorbutkranke sind Menschen, die schon krank waren, ehe sich die Symptome ihrer Krankheit entwickelten. Entzieht man diesen Kranken das Vitamin C, müssen sie Skorbut bekommen, ganz wie die anderen Dibaetes bekommen müssen, wenn man ihnen Insulin entzieht. Im einen wie im anderen Falle besteht die wirkliche Heilung nur in der Wiederherstellung ihrer Fähigkeiten zur Selbstproduktion. Im einen wie im anderen Falle ist die symptomatische Heilung, die darin besteht, daß man ihnen von außen das aufzwingt, was sie sich weigern, innerlich selbst zu erzeugen, nicht nur ein Hindernis für ihre wirkliche Heilung, sie ist noch mehr

eine Gefahrenquelle, die ebenso unheilvoll
ist.

Andere Tatsachen, die die moderne Medizin vernachlässigt

Die Eskimo, die durch ihr Leben im Norden sehr Yang und ausgesprochene Fleischesser sind, haben kein Nahrungsmittel, das reich an Vitamin C ist.(Zitrone, Kohl, rohe Rüben, Gurken, Pfeffer, Tomaten und Ananas). Trotzdem wurde bei den Eskimo noch nie ein Fall von Skorbut festgestellt.

Darauf antwortet die Medizin mit einiger Ungeduld: Die Eskimo essen Fisch und rohes Fleisch, beides enthält genug Vitamin C, um Skorbut zu verhindern.

Wenn diese Antwort richtig wäre, müßten die Eskimo in jedem Fall sehr wenig Vitamin C in ihrem Organismus haben. Das ist nicht der Fall: die Eskimo sind im Gegenteil gerade diejenigen, deren Blut bei weitem die größte Menge Vitamin C enthält. Stellt man dies fest, ruft diese Tatsache bei der Medizin nur Zorn hervor und der Gegenstand wird sofort verlassen.

Es ist sicher, daß bestimmte Menschen tatsächlich noch ihre Fähigkeit, Vitamin C selbst herzustellen, auch ausnutzen, und daß die Ursache des Skorbuts so wenig das Fehlen von Vitamin C in der Nahrung ist, wie das Fehlen von Insulineinspritzungen die Ursache von Diabetes bei einem Kranken sein muß.

Das hat für uns nichts Überraschendes: es ist zu erwarten, daß die Eskimo, die sehr

Yang sind, auch am fähigsten sind, eine sehr
große Menge Vitamin C selbst zu erzeugen -
noch mehr, da ihre Nahrung ohne Gemüse und
ohne Früchte ist, und sie nicht dauernd mit
Vitamin C überschwemmt werden, haben sie
nicht verlernt, es selbst zu erzeugen.

In Wirklichkeit ist gerade das Essen von
Früchten zu jeder Jahreszeit - besonders der
außerordentlich yin-haltigen, tropischen
Früchte - eine der Hauptursachen, die Fähigkeit zu entwickeln, daß man Skorbut bekommen
kann.

Was sagt die Makrobiotik dazu?

Es ist noch nie ein Fall von Skorbut bei
jemandem festgestellt worden, der makrobiotisch ißt, obgleich viele monatelang nur von
gekochter Nahrung, die vollständig ohne
Vitamin C war, gelebt haben. Das ist nichts
Erstaunliches: die Wirkung dieser Nahrung
ist, daß der Mensch Yang wird und viel
fähiger, das Vitamin C selbst zu erzeugen.

Es gibt keine Seite, ohne eine Kehrseite
oder nach Ohsawa: Je größer die Vorderseite,
um so größer auch die Rückseite. Das Einzige
Prinzip lehrt, daß alles Schlechte von der
anderen Seite gesehen zum Guten wird. Die
ungeheure Menge Yin unserer Vorfahren, die
Früchteesser waren und in heißen Ländern
unter Bäumen lebten, ist wahrscheinlich die
Ursache von anderen Yin-Phänomenen: Die Auf-
richtung der Wirbelsäule aus der horizontalen
Lage (Yang) zur vertikalen Yin-Stellung, die
man mehr oder weniger bei allen Geschöpfen
beobachten kann, die fähig sind, Skorbut zu
bekommen.

Die gleichzeitige Entwicklung der Greiffähigkeit der "Hände" bei den höher Entwickelten und bei den Eichhörnchen, Meerschweinchen, Mäusen und Ratten usw....

Die Entwicklung der Fähigkeit zum "sozialen" Leben Yin. Eine Fähigkeit, die bei den Menschen, den Affen und vielen Nagetieren (Ratten, Biber usw.) sehr ausgebildet ist.

Die Entwicklung zu "intellektuellen" Yin-Fähigkeiten, die bei den oben genannten Gattungen festgestellt werden kann.

Auf jeden Fall war es, als die Anthropoiden ihr tropisches Ursprungsland verließen und ihre Früchtenahrung aufgaben, daß sie zu Menschen wurden. Der Norden, das Gebirge, die Fleischnahrung haben das "Yang" erzeugt, das nötig war, um den Menschen aus der Masse der Affen hervortreten zu lassen, und das dem ehemaligen Vierfüßler zwei Beine gab. Zur selben Zeit wurde die Fähigkeit, Vitamin C zu erzeugen, wieder so nützlich, wie bei den weit zurückliegenden Ahnen; da es mit der Yangisation parallel läuft, würde es erstaunlich sein, wäre nicht ein gewisses Maß von Wiederherstellung in Erscheinung getreten. Und endlich ist es die überwiegende Körnernahrung, die das Werden des Homo sapiens begleitet hat.

Betrachten wir nun die heutige, moderne Ernährung, erscheint es uns doch sehr zweifelhaft, daß der Homo sapiens eines Tages zum Übermenschen werden kann.

Ob es sich nun um Skorbut, Diabetes, Fettleibigkeit, Krebs, Herzleiden, sogenannte Zusammenbrüche oder Geisteskrankheiten han-

delt, wir wissen, daß die wirkliche Heilung
aller übermäßigen Yin-Symptome, die das moderne Leben erzeugt, nur in der Makrobiotik zu suchen ist. Es ist eine ihre Hauptforderungen, daß man besonders den Verbrauch von großen Mengen Vitamin C vermeiden muß.

- Ende des Artikels von Neven Henaff -

Anhang 5

DAS "PHYSIOLOGISCHE" HERZ WIRD IMMER VOM "PSYCHOLOGISCHEN" HERZEN GETÖTET

Unser Leben ist immer von unserem Herzen abhängig. So lange unser Herz schlägt, leben wir - steht es still, hört unser Körper auf physiologisch zu leben. Kein Motor ist ihm vergleichbar. Es nimmt alle Freude, alle Traurigkeit, alle Liebe und allen Haß, alle Furcht und Unruhe mit unendlicher Feinfühligkeit auf. Unser Gefühlsleben, unser Geist, unsere sozialen oder ideologischen Empfindungen hängen von ihm ab.

Man sagt oft "von ganzem Herzen", das heißt mit dem Größten und dem Besten, was ich besitze.

In Wirklichkeit haben wir aber zwei Herzen, zwei antagonistische Herzen, man verwechselt sie ständig: das physiologische Herz und das psychologische Herz. Jenes ist ein einfacher, treuer, redlicher und unsterblicher Mechanismus, dieses ist außerordentlich vielfältig, launenhaft, mitunter unehrenhaft, oft gewalttätig, grausam und anmaßend. Die Unsterblichkeit unseres physiologischen Herzens ist von Dr. Alexis Carrel biologisch bewiesen worden. Man hat nichts zu befürchten. Es ist so unsterblich wie unsere Lebenseinheiten: die Zellen; Herz und Zellen haben nur eine Mitte notwendig, die in Ordnung ist, das heißt eine richtige, bekömmliche Ernährung.

Aber warum stirbt unser "physiologisches" Herz? Es stirbt nicht, es wird von unserem

"psychologischen" Herzen getötet, das in
Wirklichkeit unser Urteilsvermögen ist. Von
unserer Geburt an wächst unsere Urteilskraft
stetig, um endlich die siebente Stufe "die
höchste Urteilskraft" zu erlangen. Biologische
und physiologische Erziehung entwickeln
unsere Urteilskraft die dazwischenliegenden
Stufen hindurch.

Diese biologische und physiologische Erziehung biete ich Ihnen unter einem mehr
oder weniger unverständlichen Namen an: die
Makrobiotik, die nur eine Anwendung des
Einzigen Prinzips der Wissenschaft und der
Philosophie des Fernen Ostens ist.

Unsere verschleierte Urteilskraft ist
immer der Zerstörer unseres physiologischen
Herzens. Das ist das Geheimnis!

In den zivilisierten Ländern gibt es drei
Geißeln: die Krankheiten des Herzens, den
Krebs und die Geisteskrankheiten. Von fünf
Franzosen stirbt einer an einer Erkrankung
des Herzens. Mehrere hundert Millionen Menschen leiden Tag und Nacht in der ganzen Welt
daran. Die Zahl der Anwärter auf eine
Geisteskrankheit überschreitet noch die aller
anderen Kranken. Hier liegt eine der Hauptursachen der individuellen und sozialen
Schwierigkeiten, die den mordernen Menschen
quälen.

Der Fehler, das freiwillige oder unfreiwillige Verbrechen einer schlechten Urteilskraft, muß immer teuer bezahlt werden. Das
psychologische Herz kann alles überwinden,
aber das physiologische Herz erträgt weder
Mißbrauch noch Verschwendung.

Der Mensch muß ein unerschrockener Abenteurer sein, ohne das ist sein Leben nicht amüsant. Ich bewundere die Beharrlichkeit, aber ich bedaure sie bei einem Menschen, der die höchste Urteilskraft nicht besitzt. Nichts ist leichter, als alles, was zu dieser endlichen Welt gehört, mit unserer höchsten Urteilskraft zu kontrollieren. Sie ist eins mit dem Unendlichen.

Alle Krankheiten des Herzens, auch der Herzinfarkt, gehören auf die vierte Stufe der Krankheit, das heißt sie sind vagotonisch oder sympathikotonisch. Man kann diese Krankheiten symptomatisch oder oberflächlich mit Cortison oder Chlorpromazin heilen. Mit der Makrobiotik kann man sie in einem Monat vollkommen und für immer heilen.

Und trotzdem steigt die Sterblichkeit an Herzinfarkt in unserer Zeit bis zu 70 %.

Vielleicht gehören Sie auch zu denen, die durch die Makrobiotik alle Arten unheilbar erklärter Krankheiten geheilt haben. Ich habe Ihnen dieses Mittel nicht ohne Gefahr und Schwierigkeiten umsonst gegeben. Haben Sie es aber umsonst genommen, ist es ein großer Fehler.

Sie müssen nachdenken, begreifen und vergleichen, warum Sie unheilbar krank waren, warum Sie geheilt wurden - lesen Sie, ja, lesen Sie immer und immer wieder unsere Bücher, denken Sie darüber nach und zeigen Sie, daß Sie ein lebendiges Beispiel der "wunderbaren" Heilung sind, lehren Sie unsere Philosophie Ihren Kindern und Mitmenschen. Wenn Sie diese Philosophie nicht an alle, die Ihnen begegnen, weitergeben, diese Philosophie, die Ihnen Freiheit, Glück und absolute Gerechtigkeit garantiert, wird Ihre Heilung zur ungeheuren und unendlichen Schuld werden, und Sie werden früher oder später dadurch endigen, daß Sie diesen Schlüssel zum Reich Gottes verlieren werden.

Sie werden es bedauern, aber dann wird es zu spät sein. Und Sie werden wieder krank werden, sehr schwer krank, wenn Sie jedermann diesen Schlüssel wie eine einfache, symptomatische und oberflächliche Heilmethode darbieten.

Anhang 6

DIE NIEREN: ETWAS ANDERES ALS EIN KREISLAUF AUS BLEIRÖHREN

Die Niere ist unser kostbarstes und treuestes Organ, sie ist der Chemiker unseres Körpers.

Die Medizin des Fernen Ostens stellt ein direktes Verhältnis zwischen ihren Funktionen und unserem Geschlechtsleben fest; so gesehen ist sie das wichtigste Organ.

Die westliche Medizin weiß nichts davon. Welche Medizin täuscht sich?

Fast ein halbes Jahrhundert lang habe ich Tausende und Abertausende von Kranken getroffen, alle hatten sie müde, blockierte oder außerordentlich erschöpfte Nieren, an welcher Krankheit sie auch litten. Nur ein unendlich kleiner Teil dieser Kranken war als nierenkrank diagnostiziert worden.

Im Vergleich mit den Nieren sind die Struktur und die Funktionen der anderen Organe viel einfacher und daher viel widerstandsfähiger: Magen, Herz, Leber, Milz usw. Die Rolle der Nieren ist vielseitiger und von besonderer Art.

Die Niere ist der Filter unseres Blutes, das durch seine Zirkulation Sauerstoff und Nahrung verteilt; es scheidet gleichzeitig die Schäden und die Unreinheiten aus, die die Trillionen Bewohner unseres Körpers, die Zellen, ausstoßen.

Wenn wir das Blut mit der Verschlackung eines Wagens oder eines Flugzeuges vergleichen, verstehen wir die Wichtigkeit der Niere besser.

Im Vergleich mit dem Riesenmechanismus eines Motors, vollzieht sich in unserem Körper alles auf einer mikroskopischen Ebene. Wir wissen, was sich ergibt, wenn wir dem Treibstoff fremde Stoffe beimischen: der Wagen bleibt stehen, das Flugzeug stürzt ab und zerschellt. Aber unsere kleinen Nieren (jede 130 Gramm) filtern und reinigen unser Blut Tag und Nacht, selbst während unseres Schlafes, und sind noch viel tätiger, wenn wir arbeiten. Mehrere tausend Liter am Tag, einige Millionen Liter im Jahr, und das fünfzig, hundert Jahre lang mit der gleichen Regelmäßigkeit, derselben Beständigkeit, ohne Müdigkeit und fehlerlos.

Welch ein Wunder !

Die tägliche Arbeit der Nieren ist der eines Mannes vergleichbar, der eine Tonne mit tausend Litern Wein bis zu den Gipfeln der Alpen emporträgt.

Unsere Niere ist ein Zwerg-Riese, ein unermüdlicher Arbeiter, ein minuziöser Chemiker, sie arbeitet genau und ruht sich niemals aus.

Von wo kommt diese ungeheure Energie? Wer kontrolliert diesen Präzisionsmechanismus und seine Kraftleistung? Ist es Automation? Aber wer hat einen solchen Automatismus ersonnen und verwirklicht?

Kein einziger Professor gibt darauf eine

Antwort.

Die Niere widersteht jeder Säure, jeder Unreinheit und jedem Gift; ihre Konstitution erneuert sich jeden Augenblick.

Welch eine Widerstandskraft! Welche Kleinheit! Welch ein Schöpfer!

Sie ist einer Uhr vergleichbar, die in ein Bad voller Unreinheiten eingetaucht ist, die ewig geht, ohne jemals aufgezogen zu werden; sie gleicht einem Mechanismus, der die Gesetze der Entropie (Energie, die nicht mehr in Arbeit verwandelt werden kann) nicht kennt.

Es ist unverzeihlich, wenn man diese lebendige Maschine mißbraucht, ihre Kraft vergeudet, sie, die ein Zwerg an Erscheinung, aber ein Riese an Arbeitsleistung ist. Wenn Sie sie auch nur ein klein wenig mißbrauchen, sind Sie der undankbarste, der dümmste, der rücksichtsloseste, der verbrecherischste und der anmaßendste Mensch. Sie sind undankbar, weil Sie die Freude nicht fühlen, einen solchen Schatz zu besitzen - anmaßend, weil Anmaßung das gleiche ist wie Dummheit, wie Rücksichtslosigkeit und Grausamkeit.

Aber worin besteht Ihre Unwissenheit? In der Unkenntnis von allem und dem Ganzen! Es gibt keine Entschuldigung. Sie lieben Ihr Leben, aber nicht das Leben! Das ist eine alles überschreitende Geschmacklosigkeit, eine absolute Unwissenheit!

Sie verkennen vollkommen, was das Leben ist, wer es handeln läßt, was sein Ursprung ist, sein Mechanismus, sein Wert, seine

Bedeutung, sein Ende und der Grund seines
Seins, warum und wodurch man es entwürdigt...

   Sie verkennen absolut und vollkommen den,
der es erdacht, will, verwirklicht, erschafft
und alles belebt: das unendliche All, die
endlichen und relativen Welten, ebenso den,
der in diesen Bildern spricht, die ewig
wechseln, vergänglich und illusorisch sind.
Vor Tausenden und Abertausenden von Jahren
hat man ihn Gott genannt. Man hatte ihn gefunden!
O Unglück! Durch die Jahrhunderte
hat man ihn vergessen, wie man die Namen von
Jesus, Buddha, Lao-Tse, Tao, Seele und
Vernunft usw. vergessen hat.

   Das Ohr erkennt diese Namen, aber niemand
kennt ihre Wirklichkeit oder anders gesagt,
ihre Bedeutung. Das ist die Erklärung des
Elends unseres "Wissens".

   Fügen wir noch die "Denker" bei, die
hochmütig mit lauter Stimme und herausfordernder
Miene erklären: Das Leben ist absurd,
vollkommen töricht, wir leben, ohne den Grund
unseres Lebens zu kennen. Wir müssen also den
Grund unseres Seins schaffen. (J.P.Sartre,
Albert Camus usw.)

   Welch ein Eingeständnis der Unwissenheit!
Der Existentialismus ist nur eine Bombe, die
hergestellt wurde, um das unsichtbare Bild
Gottes zu zerstören. Das Unendliche, das
Unsichtbare mit einer sichtbaren und endlichen
Bombe zu zerstören, wie kann das möglich
sein?

   Das ist noch nicht alles, die Mediziner
von Beruf erklären: "Wir können das vergeudete,
seiner Waffen beraubte, erstarrte Leben

wieder herstellen". Ohne das Leben zu kennen? Das unendliche All? Ja, nicht einmal die endlichen Welten? Sind sie nicht unwissenden, ungeschickten Schuhmachern vergleichbar, die vorgeben, alle gebrauchten, krummen, zerrissenen und nutzlos gewordenen Schuhe wieder neu machen zu können?

Diese Hochmuts-Dummheit regiert und leitet die Welt. Die Erde und die Menschheit bereitet sich darauf vor, zerschmettert zu werden. Der Mensch rühmt sich der Erfindung einer Mordmaschine, die immer noch mörderischer ist, als die seines Nachbarn: die Wasserstoffbombe; die Mediziner erstreben die Herstellung der "Wunder", die das Leben, die Mikroben, zerstören, usw...

Aber kehren wir zu unseren armen, törichten, undankbaren, einfältigen, geizigen, brutalen, verbrecherischen Kranken zurück, die ihre wunderbaren Nieren mißbraucht haben. Heilen Sie Ihre als UNHEILBAR verdammten Nieren. (Wer einen einzigen Nierenkranken kennt, der auf einmal und für immer geheilt wurde, weiß, daß dies das Leichteste in dieser Welt ist.)

Die Niere ist ein genaues, sehr feines Werkzeug, aber so widerstandsfähig, daß sie uns erlaubt 100 Jahre und noch länger zu leben. Sie wird Tag und Nacht kontrolliert, in Tätigkeit gesetzt und wieder erneuert durch das geheimnisvolle System der Nerven, Ortho-Para-Sympathikus genannt, das nichts anderes ist, als der gerade-unsichtbare Eintrittspfad, durch den der unendliche Schöpfer LEBEN oder vielmehr die unendliche EXPANSION in jedem Augenblick in unseren Körper eintritt.

Hier haben Sie, was Sie tun müssen, um
Ihre Nieren zu heilen:

Lernen Sie vor allem zuerst den Ordnungsbau des unendlichen Alls kennen, der Ihnen die ganze Ordnung der endlichen Welten erschließt, lernen Sie seine Gerechtigkeit, das Einzige Prinzip, das alles regiert, erkennen. (Die biologische und physiologische Anwendung dieses Prinzipes, das jeder Schüler in einer Stunde lernen kann, ist die Medizin des Fernen Ostens. Es ist nichts anderes, als die instinktive Kunst zu leben, alle Tiere, vom Einzeller bis zum Elefanten, kennen sie, ohne jemals in einer Schule der Medizin studiert zu haben.)

Lernen Sie die sieben Stufen der Urteilskraft und erkennen Sie, auf welche Stufe Sie selbst gehören.

Ich rate Ihnen mit außerordentlicher und tief gefühlter Dringlichkeit, niemals auf die beruflichen Toren zu hören, die Ihnen empfehlen (für Geld), so viel wie möglich zu trinken. "Es ist notwendig und sehr wirksam, um die Nieren durchzuspülen!", geben sie vor. Viele haben, nachdem sie jahrelang diesen Ratschlägen gefolgt waren und ihr Vermögen dabei verloren hatten, die Nutzlosigkeit dieser Vorschrift erkannt. Diese Berufsmäßigen haben vollkommen vergessen, was sie unter Schwierigkeiten in der Schule gelernt hatten: die außerordentliche Funktion der malpighischen Körperchen, die sehr klein (0,1 - 0,2 mm) sind, aber normalerweise die Wasser-, Zucker-, Protein- und andere Moleküle unterscheiden.

Diese berufsmäßigen Fachleute stellen

diese mikroskopisch kleine, wunderbare, zarte
und genaue Maschine großen Glasröhren gleich.
Welche Überheblichkeit, welche Einfalt! Wie
kann man mit einem solchen Geist die grandiose
Ordnung des unendlichen Alls und das Bild der
unendlichen Erfindungsmacht erkennen? Nicht
einmal die Bleiarbeiter sind solche Toren.

Anhang 7

DAS ATOM EXISTIERT NICHT MEHR

Die Zeit eilt dahin, ... die Erde dreht sich... Das Atom gibt es nicht mehr! Das Atom, dieses kostbare, von den zerstörerischen Analytikern so hochgepriesene Atom, hatte die kurze Lebensdauer von zwanzig oder dreißig Jahrhunderten. Das "Unsichtbare", "Unteilbare", das Kinder-Kleinod, der Kronprinz des atomistischen Königs hat sich in Nichts aufgelöst. Oder rechnet man noch mit ihm?

Diese letzten fünfzehn Jahre haben die Klugen erkennen lassen, daß 99 % der Materie des Universums weder fest, noch flüssig, noch Gas sind. Die Sterne, die Zwischenräume der Sterne, die Welten sind durch eine vierte Art der Materie aufgebaut, dem Plasma, das keinem wissenschaftlichen Gesetz folgt. Das Plasma ist eine von dem König Atom und seinen Heeren unaufschließbare Tür, wenn diese Armeen auch mit den mörderischsten Maschinen ausgerüstet sind. Unser König hat, dank der von Epikur, Demokrit, Platon, Locke, Descartes, Kant und anderen ausgearbeiteten, atomistischen Strategie, den ersten Himmel, das Reich des Menschen, erobert, dann den zweiten Himmel, den Bezirk der Pflanzen, dann den dritten Himmel, das Reich der Elemente. Aber sein Verstand und seine Logik haben vor der Tür des vierten Himmels, des Plasmas oder des Prä-Atoms, alle Macht verloren. Sein Passierschein hat keine Gültigkeit mehr! Jetzt braucht er ein Visum für das Königreich der sieben Himmel!

Das Atom existiert nicht mehr! Die drei eroberten und kolonisierten Bezirke existieren nicht mehr. Der Atomist hat daher auch keine Daseinsberechtigung mehr. Darum kann man seinen Selbstmord leicht voraussagen, auch den der ganzen Menschheit mittels einer Atombombe.

Aber was eine Vorderseite hat, hat auch eine Rückseite. Auf der anderen Seite dieses Planeten lebt ein anderes Volk, das durch eine alles einende Königin regiert wird, die nicht nur den vierten Himmel des Plasmas, sondern auch den fünften Himmel "Ki" (das bedeutet fast das gleiche wie Psychismus), den sechsten Himmel "Ri" (Logos) und endlich den siebenten Himmel "Sin" (Leben, Ewigkeit, unendliche Freiheit, absolute Gerechtigkeit) beherrscht.

Diese einigende Königin ist die Mutter allen Seins. Sie regiert die Milliarden und Milliarden von Universen. Sie ist das Gesetz, die absolute Gerechtigkeit der sieben Himmel. Sie ist die ewige Liebe, sie ist das Leben. Sie erschafft alles, belebt alles, verwandelt alles, unaufhörlich und für immer.

2 500 Jahre nach Lao-Tse wurde ein Repräsentant der Königin zu den Nachkommen des Königs Atom geschickt, die gerade im Begriff waren, die Menschheit und die Erde, diesen winzig kleinen Planeten im unendlichen All, zu zerstören. Dieser Gefolgsmann der Königin verteilt magische Brillen, die die beiden Hände der Schöpfer-Königin aller Dinge erkennen lassen. Sie erschafft die Gegensätze: das Schöne, das Häßliche, die Macht und die Schwäche, das Große und das Kleine, Gutes und Böses, Gesundheit und Krankheit, Glück und

Unglück. Seine Zauberbrillen heißen Yin - Yang, mit ihnen kann man alle Geheimnisse der Schöpfung sehen. Man kann auch Glück und Unglück sehen, Unglück in Glück verwandeln, Häßlichkeit in Schönheit, Schwäche in Stärke. Diese Königin ist das einigende Prinzip aller Transmutation.

Drei Weise: Crick, Watson und Wilkens haben den Nobelpreis der Medizin für ihre Entdeckung des geheimen Losungswortes der lebenden Materie erhalten: Yin - Yang in der Spirale! Sie haben Yin - Yang in der Spirale gefunden! Aber, was Yin und Yang ist, war ihnen vollkommen unbekannt... Sie suchten das Unsichtbare im Sichtbaren. Sie suchten die unendliche Freiheit im endlichen Universum. Das Unendliche im Endlichen. Diese drei Nobelpreisträger sind endlich zur Entdeckung der Wichtigkeit der Antagonismen Na und Ka, Yin - Yang, gekommen, die ich seit fünfzig Jahren als eine Anwendung der Bio-Chemie des Einzigen Prinzips erkläre.

Man sucht eine Konstante der Materie, nachdem man gefunden hat, daß der Magnetismus, der Dampf und die Elektrizität von einer Transmutation, einer Rotation, einer Bewegung kommen. Man hat bemerkt, daß diese atomare Energie in einer nicht-euklidischen Welt geboren wird. Welch ein Widerspruch! Welche Kühnheit! Man weiß nicht, daß die nicht-euklidische Welt in einem unendlich kleinen Feld der unendlichen, logischen Spirale geboren wird!

Ganz wie die Primitiven zählt man: 1, 2, 3, viel oder unendlich. Man sucht nicht, man denkt nicht, man versteht nicht, warum Eins sich in Zwei und Zwei in Drei teilt. Man besitzt die Brille Yin - Yang nicht! Aber man sagt im Westen, daß die dritte Umwandlung der Zivilisation nach Newton und Einstein kommen wird, und das wird die vollkommene Zerstörung sein, wenn man die Brille Yin - Yang nicht gefunden und aufgesetzt hat.

Anhang 8

YIN - YANG SIND DIE BEIDEN POLE, DEREN
TÄTIGKEIT BEGINNT, WENN DIE UNENDLICHE
EXPANSION SICH AM TEILUNGSPUNKT OFFENBART
("Yin-Yang-Lehrsatz", siehe
"Die Fernöstliche Philosophie
im nuklearen Zeitalter")

Eins erzeugt zwei...

EINS erzeugt zwei, und zwei erzeugen
drei... (Lao-Tse)

Warum teilt sich die unendliche Expansion
in jedem Augenblick? Warum kommt die
Polarisation nur nach dieser Teilung?

Eins erzeugt zwei und zwei erzeugen drei,
das heißt alles was in unserer Welt existiert.
Die Teilungen, die ohne Ende aufeinander
folgen, erzeugen Verzweigungen; ein Zweig
entsteht unaufhörlich indem er auf einen
anderen trifft: das ist der Beginn der Spirale
der materiellen Welt.

Alles entsteht in der Spirale: Betrachten
Sie das Wasser, das in der Wasserleitung
läuft, es dreht sich durch den Zusammenstoß
zwischen der Leitung, die es trägt, und dem
Wasser, das herunterlaufen will. In der Luft,
die das Flugzeug im Flug umgibt und den
Wagen, der rollt, gibt es eine Menge von
Zusammenstößen und Spiralen.

Der Zusammenstoß und die Begegnung von
Yin und Yang, das ist der Punkt, an dem das
Elektron geboren wird, und sobald es geboren

ist, wird es in eine andere Spirale gezogen. Das ist kein Körnchen, das ist kein Teilchen, es ist ein Ablauf, ein Vorgehen der Natur selbst, der unendlichen Expansion. Ist es einmal erschaffen, erschafft es für immer an allen Verzweigungen. Gegen das Zentrum der Spirale massiert sich der Strom der Elektronen, häuft sich mehr und mehr an. Im Mittelpunkt selbst bilden die Elektronen die Protonen, dann diese die Neutronen.

Daß das negative Elektron das positive Proton erzeugt, scheint den Wissenschaftlern unmöglich! Trotzdem erkennt man es in der Algebra an und in der Geschichte auch: alle große Macht endigt im Nichts, und ein Mann ohne Namen und Ruhm wird zu Ehren emporsteigen. Ausgehend von den Elektronen-Protonen werden alle Elemente durch Transmutation erzeugt. Die zwei (Polarisation) erzeugen drei: das ist es, was Lao-Tse sagt, aber er drückt sich symbolisch aus, und niemand versteht ihn.

Indem Newton seine Gleichung der Anziehungsform formulierte, hat er den Raum zwischen den Himmelskörpern als leer angesehen. Er hat gesagt: es ist absurd, den Raum als Leere anzusehen, aber nichtsdestoweniger hat er seine Berechnungen gemacht, indem er ihn als Leere betrachtete - was für ein Fehler!

Die Leere existiert nicht, das ist die unendliche Ausdehnung. Als erster hat Demokrit das Universum als "Tatsache der Leere und der Atome" definiert. Aber man muß diese Theorie verneinen: die Leere existiert nicht, und was die Atome betrifft - die Wissenschaft verneint sie schon! Also:

existiert nichts?

In unserer Philosophie enthält das Universum etwas anderes: die unendliche Expansion, die zwei erzeugt, diese wieder erzeugen drei, das heißt alles, die Milliarden Sonnen, die Milchstraßen usw... Die unendliche Expansion erfüllt das Universum - oder vielmehr, sie ist selbst das Universum und durch sie erzeugt sich alles.

Die Erde dreht sich um sich selbst mit mehr als 1 500 km/h am Äquator und dreht sich mit 108 000 km/h um die Sonne, die sich selbst mit der gleichen Schnelligkeit um den Mittelpunkt unserer Milchstraße dreht! Alle diese Systeme drehen sich, und wie kann man mit diesen Schnelligkeiten, die unvorstellbar sind, auf der Erde bleiben? Durch was wird man festgehalten! Nach Newton antwortet man: die Schwerkraft! Aber was ist Schwerkraft oder Anziehungskraft? Was ist seine Natur? Niemand hat sie jemals erklärt! Nach dem Einzigen Prinzip ist es die unendliche Ausdehnung, die alles, was auf der Erde ein Gewicht hat, mit unendlicher Schnelligkeit versieht.

Transmutationen

Die Elektronen werden zu Protonen. Die Elektronen sind keine Teilchen, sie bilden einen Lauf, einen Strom, der fließt, ewig; der Ursprung steigt bis zur unendlichen Expansion empor und endigt bei einem Halt, der Proton heißt - auch das Elektron ist ein Halt, wie eine Autobushaltestelle! Und zwischen dem Elektron und dem Proton gibt es viele andere, alle die Mesonen. Yukawa hat den Nobelpreis für sein Neutrino erhalten, aber das Neutrino ist schon verneint, es existiert nicht mehr! Also hat Yukawa seinen Nobelpreis erhalten, ohne etwas gesagt zu haben, denn das Neutrino war eine Täuschung! Alles setzt sich fort, alles wandelt sich - von den Elektronen bis zu den Protonen, dann verflüchtigt sich alles wieder.

Warum soll es unmöglich sein, daß die negativen Elektronen zu positiven Protonen werden! Wenn Yin nicht zu Yang wird, wie wird Yang? Und woher kommt Yang? Wenn man die großen Häuser nicht aus kleinen Backsteinen bauen würde, wie könnte man sie bauen? Wenn die Schüler weise wären, wie könnte man sie lehren? Sie sind alle unwissend und unschuldig, darum wachsen sie und werden groß! Und die Armen haben den besten Platz, um Millionäre zu werden! Bleibt einer arm, so ist es sein Fehler, sein Wille: er hat aufgegeben, er hat verzichtet. Wer im Dunkeln lebt, wird der Mächtigste: Sehen Sie Disraeli, dessen Geburtstag England heute noch feiert, er war ein Fremder, ein in London Eingewanderter, ein kleiner Jude ohne Namen. Das Größte hat immer einen niederen Ursprung, Gott wäre sonst nicht gerecht!

Die unendliche Expansion ist die absolute Gerechtigkeit. Alles folgt dem Gesetz Yang, Yin, Yang, Yin usw... Wie die Elektronen zu Protonen und Kernen werden, wie die Planeten zu Sonnen werden....

Anhang 9

DIE FERNÖSTLICHE PHILOSOPHIE IM NUKLEAREN ZEITALTER

Alles ist in der Spirale erschaffen

Warum spricht man nur von zentripetalen Spiralen, wo es doch auch zentrifugale Spiralen gibt?

Das kommt daher, weil man die zentrifugalen Spiralen nicht sieht. Wenn die Spirale nicht zentripetal ist, was ist sie? Was wird sie? Alles verschwindet, dann sieht man nichts, es vergeht: das ist Spiritualität. Es gibt immer zwei Spiralen, Yin und Yang, aber Yin sieht man nicht, während man Yang sieht - das ist Materialisation, und wir halten uns daran fest.

Blättern Sie in einem Werk der Kristallographie, sehen Sie nur Spiralen! In allen Formen, überall, aber immer zentripetal. Lassen Sie geschmolzenes Paraffin kristallisieren, so wird es Spiralen bilden. Wenn das Weiße vom Ei, wenn Albumin trocknet, bilden sich spontan Spiralen - das ist die natürliche Spirale des Proteins. Wenn Sie im Elektronen-Mikroskop plastische Materie betrachten - Polyäthylen - sehen Sie quadratische Spiralen.

ALLES in der Welt ist in Spiral-Form - Sie selbst, Sie sind es, Sie sehen es an ihren Haarwirbeln, auf Ihrem Schädel, an der Spitze Ihrer Finger, unter der Sohle Ihrer Füße,und je vollkommener Ihre Spiralen sind, um so

vollkommener sind Sie. Das hat seinen
Ursprung bei Ihrer Mutter. Die Biologen
haben mit dem Elektro-Mikroskop die Struktur
der Muskeln, die Gebärmutter, die Wänder der
Gedärme untersucht, alles sind Spiralen -
mehr oder minder vielfältig.

Das Wasser, das durch irgend einen Trich-
ter fließt, wirbelt - die Richtung der
Spirale hängt von der Erd-Halbkugel ab, auf
der Sie sich befinden.

Wenn Sie spielende Kinder beobachten, die
einen Kreis machen, sehen Sie, daß die
Rundung sich immer zusammendrückt, Sie müssen
immer korrigieren, damit der Kreis bleibt;
verbinden Sie den Kindern die Augen, drängen
sie alle nach dem Mittelpunkt.

Die Schnecken, alle Muscheln, die Blätter
der Bäume, die Algen - alles wächst in der
Spirale. Und die Fliegen, die durch irgend-
ein Gift sterben, drehen sich mit aller
Schnelligkeit um sich selbst, ehe sie tot
sind. Die Vögel lassen sich niemals direkt
auf die Erde nieder, sie ziehen große Kreise;
und auch die Planeten machen ihren Weg in der
Spirale. Hinter dem Flugzeug, dem Wagen
bilden sich Spiralen, darum baut man ihr
Vorder- oder Hinterteil so, daß dieser
Wirbel ausgeschaltet oder ausgenützt wird.

All das hat seinen Ursprung in der
universellen Spirale. Die Denkmäler der Römer
trugen niemals Spiralen, sie kannten diesen
Schlüssel des Universums nicht, aber die
keltischen Völker wußten darum. Er ist von
den zwei antagonistischen Kräften Yin und
Yang gebildet.

Es gibt immer zentripetale Spiralen und relative zentrifugale Spiralen, aber nichts bleibt, alles geht weiter, das ist die Natur selbst. Durch die zentripetale Spirale verdichtet sich alles, wird fest, wird schwer, das ist die Geburt der Materie. Durch die zentrifugale Spirale fließt alles, das ist die Expansion.

Vielleicht wissen Sie jetzt um einige zentrifugale Spiralen?

Kennen Sie den Taifun? Aber er ist der Tod.

Man hat eine mächtige spirale Zentrifuge erschaffen: die Elektronenschleuder. Das ist der Westen! Er hat die Verwirklichung seiner Träume erreicht - er, der nur immer eine egozentrische Anschauung der Welt kannte, er hat die Elektronenschleuder erfunden!

Es gibt auch Astronomen, die sagen, daß das Universum in der Expansion ist. Das ist wahr. Aber wie? Und warum? Sie erklären es nicht, sie können es nicht. Sie sagen, daß alle diese Spiralen des Himmels Zentrifugen sind, daß die Planeten von der Sonne kommen, daß sie die Überbleibsel einer ungeheuren Explosion sind - das ist ihre Expansion, und der ganze Westen glaubt ihnen. Aber was ist das für eine Explosion? Die Explosion wovon? Das ist einer der großen westlichen Widersprüche.

Es gibt Menschen, die in ihrem Leben die zentrifugale Spirale erfüllen, sie lassen von aller materiellen Macht, dem Geld, usw. Aber derer sind wenige!

Die Strahlung der Atome gehört zu den zentrifugalen Spiralen, aund auch die Atombombe: bei ihr wird die Verbindung zwischen Yin und Yang zerschnitten, der Elektronenstrom wird brutal unterbrochen, es ist eine ungeheure Explosion, alles verflüchtigt sich, wird aus dem Zusammenhang gerissen.

Ich habe eine Arbeit westlicher Ethnographie gesehen: eine große Spirale, die die Entwicklung der Geschichte des Menschen darstellt. Im Mittelpunkt war die Familie, dann das Dorf, die Städte, die Länder, die Welt; und unsere Zivilisation befand sich am äußersten Rand dieser Ausdehnung. Das Gegenteil ist der Fall. Unsere früheste Vergangenheit war sehr vage, sehr wenig materiell, eher spirituell: Man glaubte. Dann fand man das Feuer, das alles beschleunigte, und man ist zur modernen Zivilisation gekommen.

Den gleichen Irrtum kann man in der Spirale der Elemente sehen: Man setzt H in den Mittelpunkt, dann rollt man die Spirale auf, indem man den immer schwerer und schwerer werdenden Elementen ihren Platz anweist: He, Li, Gl, B, usw. - das Uran ist am äußersten Rand. Das ist unmöglich!

Die zentripetale Spirale ist das Symbol der westlichen Zivilisation, die mit der Atombombe endigt. Die zentrifugale Spirale ist die östliche, spiritualistische Zivilisation; Sie sehen dort die Spirale überall. Aber auch Sie haben sie gekannt: Alle keltischen Denkmäler tragen sie. Es gibt im ganzen Universum nichts als Spiralen, und es gibt immer Yin und Yang, die doppelte Spirale. Die eine rollt sich zusammen, das ist die

Materialisation, die andere rollt sich auf, das ist die Entmaterialisation oder die Spiritualisation. Darum sind die Kirchen ruhig, kühl, blau, um die Spiritualisation zu beschleunigen - wären sie hell, rot, orange, würde man tanzen, statt zu beten!

Aikido ist auch zentrifugal: darum ist es so stark.

Gehen Sie an das Ufer eines Flusses: dort sehen Sie überall Spiralen, wo ein Zusammenstoß des Wassers, dessen Moleküle sich beeilen, mit den Steinen oder dem Ufer stattfindet. Yin und Yang erzeugen immer zentripetale Spiralen, so lange noch nichts getrennt ist; die Antagonisten vermischen sich immer, die beiden Spiralen gleiten eine in die andere: sie sind der Rücken und das Gesicht.

Anhang 10

IST DR. SCHWEITZER DER REPRÄSENTANT DER WESTLICHEN MENTALITÄT ?

"Reisen Sie sofort ab, reisen Sie augenblicklich...." - Noch immer klingt mir die laute, befehlende, erregte Stimme in den Ohren, und es ist doch schon lange her, daß ich sie gehört habe.

Zu dieser Zeit war ich in Lambarene. Ich war dort mit meiner Frau im Oktober 1955 mit dem Flugzeug von Brazzaville angekommen. Ich wurde von Fräulein Emma, die von Anfang an mit Dr. Schweitzer zusammenarbeitete, herzlichst in Empfang genommen. Sie war fleißig und mutig, aber sie war psychologisch gesehen in einem bejammernswerten Zustand, sie war viel zu dick. Meine Frau arbeitete den ganzen Tag zusammen mit den schwarzen Köchen und einem weißen Mädchen in der Küche. Alle schwitzten fürchterlich und tranken ständig. Meine Frau schwitzte nicht - trotz der afrikanischen Hitze. Ich überlasse es Ihrer Einbildungskraft, wie heiß es dort unten war. Die Luft ist voll Feuchtigkeit, und die Sonne sehr heiß. Alle gehen früh schlafen und halten außerdem Mittagsruhe. Nur am Abend geht man aus. Ich habe aber ungefähr zwanzig Stunden bei Tag und bei Nacht gearbeitet, von zwei Uhr morgens an bei einer Petroleumlampe.

Lambarene ist ein kleines Spital-Dorf mit ungefähr 700 Personen, etwa vierzig davon sind Weiße - sie gehören zum Spital. Alle anderen sind Schwarze.

Lambarene ist ein Paradies. Die Eingeborenen kennen keinen Ackerbau, sie fischen in dem großen Fluß, sie jagen Affen, Boas (Schlangen), wilde Schweine, Elefanten und Antilopen usw. im Dschungel. Nach dem Essen, das aus wildem Maniok besteht, gehen sie sofort schlafen, wenn es dunkel wird. Sie haben kein elektrisches Licht, auch kein Gas. Ihr Leben ist die Jagd im Dschungel oder der Fischfang in dem großen Fluß. Sie arbeiten nicht alle Tage, sie freuen sich ihres Lebens. Sie sind arm, aber das macht ihnen nichts aus. Lambarene ist ein wirkliches Paradies.

Aber ich habe die Kehrseite dieses Paradieses gesehen - "Je größer die Vorderseite, um so größer auch die Rückseite", "je größer die Leichtigkeit, um so größer auch die Schwierigkeiten". Das Paradies der relativen Welt hat seine Kehrseite. Ich habe das Paradies und die Hölle von Lambarene gesehen; die schrecklichste Hölle dieser Welt.

Das leuchtende Grün und der große Fluß, der lautlos Tag und Nacht dahinfließt. Er ist so breit, daß man mindestens eine Stunde braucht, um ihn zu überqueren; er fließt so schnell, daß man niemals in gerader Linie in einer Piroge hinüberfahren kann.

Wir aßen im Spital mit ungefähr vierzig Weißen. Die Ernährung im Spital war für uns beide etwas Ungeheuerliches. Zum Frühstück gab es Honig, Melasse, Eingemachtes, Kaffee oder Tee mit Milchpulver. Zucker konnte man nehmen, so viel man wollte. Früchte waren im Überfluß da. Außer den Früchten wurde alles aus Europa eingeführt. Pro Person belief sich der Zuckerverbrauch auf durchschnittlich ein bis zwei Kilo im Monat. Das Mittagessen war nach elsässischer Art gekocht, ebenso das Abendessen. Immer gab es Früchte (Mango, Bananen, Papaya, Orangen usw.). Lauter Früchte die außerordentlich Yin sind. Ab und zu gab es auch Kuchen.

Ich mußte alles annehmen. Ich nahm alles, was man mir gab. Ich nahm nur keinen Zucker, keinen Honig, keine Marmelade usw. Nach einigen Wochen fing ich an, mich sehr schlecht zu fühlen: ich hatte Zahnschmerzen, Halsweh, müde Augen, Durchfall, eine Entzündung der Harnröhre, meine Nieren schmerzten - von Tag zu Tag verschlimmerte sich alles.

Meine Frau hielt unsere Diät streng ein, sie beachtete ganz genau die grundlegenden makrobiotischen Richtlinien. Sie wollte keine Früchte, nichts was süß oder gezuckert war. Sie aß keine tierischen Produkte (Fleisch, Milch usw.), sie ernährte sich nur mit hundert bis zweihundert Gramm weißem Reis, zwanzig Gramm Salat oder ungefähr fünfzig Gramm gekochtem Gemüse. Mehr als ein Glas Flüssigkeit trank sie nicht am Tag.

Ich aß wie die Weißen, nur keinen Zucker, aber ich ging mit unbedecktem Kopf und nackten Füßen wie die Schwarzen. Alle Weißen trugen einen Helm, einen Tropenhelm, auf dem Kopf, mit Jodoform versehene Strümpfe, manche sogar ein doppeltes Paar. Sie trugen Schuhe usw... Und noch mehr, sie nahmen Pillen.

Jeder schalt mich, weil ich mit nackten Füßen und ohne Helm ging, und daß ich keine Pillen nahm.

Aber ich wollte meinen Kopf nicht durch einen Helm schützen wie die Weißen. Millionen Schwarze haben nichts auf dem Kopf, sie haben nackte Füße, auch ihre Körper sind halb nackt. Sie sind arm. Ihre Ernährung kostet nicht den zehnten Teil der Ernährung der Weißen. Wenn man den Schwarzen keinen Tropenhelm, keine Strümpfe und Schuhe geben kann, wollte ich auch mit nackten Füßen und unbedecktem Kopf gehen. Ich wollte ihnen zeigen, wie man im Dschungel unter dem afrikanischen Himmel jede Krankheit ohne ein künstliches Werkzeug, ohne ein Heilmittel, heilen und sich wohl fühlen kann.

Ich wollte mich wie die Eingeborenen ernähren. Aber das ist unmöglich. Sie haben außerordentlich strenge Tabus: sie teilen ihr Essen niemals mit anderen, sie essen nichts, was andere zubereitet haben. Diese Art zu leben ist doppelt ideal: physisch und moralisch. Ihre Hauptnahrung besteht aus Maniok (eine Art Yamswurzel, aus der man Tapiokamehl herstellt). Sie essen so jeden Tag, den ganzen Monat; nur im Januar essen sie grüne Bananen, die sehr bitter oder zusammenziehend sind. (Sie essen keine süßen Bananen, "die sind nur für die Weißen".) Die Schwarzen essen fünfzehn Prozent wilde Kräuter, zwei bis drei Prozent Fleisch von Affen, Boa-Schlangen, Elefanten, Antilopen oder getrockneten oder geräucherten Fisch. Sie essen nicht viel Früchte, da sie keine Pflanzungen haben, und die wilden Früchte im Dschungel nicht im Überfluß vorhanden sind. Die Früchte sind nicht sehr reich an Kalorien, sie können nicht als Haupternährung für ein Volk dienen. Ihr Kaloriengehalt beträgt weniger als ein Prozent. Bananen, Papayas und Kokosnüsse werden erst seit ungefähr dreißig

Jahren gepflanzt, sie können keine Hauptnahrung sein - sie sind Luxus; die Eingeborenen sind zu arm, um sie zu kaufen. Sie sammeln alle im Dschungel von den Bäumen gefallenen Früchte. Sie trinken Regenwasser, Brunnen gibt es nicht, auch keine Quellen, und der Fluß ist zu schmutzig von dem Unrat, dem Eiter und dem Blut des Spitals. Die Ernährung der Eingeborenen und die ihrer Kolonisatoren ist vollkommen verschieden, ja, ganz und gar entgegengesetzt. Die Ernährung der Kolonisatoren, das Personal des Spitals inbegriffen, kennt mehr als zweihundert verschiedene Nahrungsmittel, während die der Eingeborenen aus fünf oder sechs besteht, achtzig bis neunzig Prozent aus Maniok. Daher leben sie sehr makrobiotisch; obgleich Maniok sehr Yin ist, kann er doch in einem Klima, das sehr Yang ist, die Hauptemährung sein. Die Eingeborenen müßten daher sehr gesund sein, in Wirklichkeit sind sie es auch. Zum Beispiel die Bantus, die sich im Vergleich mit den Europäern und den Amerikanern auf eine außerordentlich arme Weise ernähren, sind unvergleichlich viel gesünder als jene. (Nach dem Bericht von Dr. A.R.P. Walker auf der "Ernährungstagung" in Johannesburg, die von der New Yorker Akademie der Wissenschaften im März 1957 abgehalten wurde.)

Die Gabonen waren und sind ebenso gesund und widerstandsfähig wie die Bantus - außer den durch die westliche Zivilisation "Zivilisierten", das heißt denjenigen, die Wein, Zucker, kondensierte Milch und in Frankreich hergestellte Zuckerwaren zu sich nehmen. Bevor die Zivilisation und die Kolonisatoren-Ausbeuter ins Land kamen, fühlten sich alle Eingeborenen Afrikas viel gesünder als die Menschen im Westen in ihren

Ländern. Sie waren voll Lebensfreude, da sie kein "Gesetz" kannten, das der Stärkere gemacht hatte. Sie waren friedliebend, ehrenhaft, tapfer, sie nahmen alles, was man ihnen gab, und sie gaben alles, was man von ihnen verlangte. Wenn Sie es nicht glauben wollen, brauchen Sie nur "Das Schwarze Afrika" von Stanley oder die Bücher von Dr.Livingstone zu lesen.

Die Afrikaner, wie die Asiaten, geben alles und nehmen alles an: ihre Ersparnisse, die Erde und deren Erzeugnisse, die Arbeit ihrer Hände, selbst ihre Länder, sie geben ihre Überlieferung auf, um dafür die Lebens- und Denkungsart des Westens einzutauschen. Wenn sie ihre guten Eigenschaften verloren haben, sind es die Eroberer aus dem Westen, die dafür verantwortlich gemacht werden müssen. (Lesen Sie aufmerksam: "Die primitive Mentalität" von Lévy-Brühl.)

Die Gabonen, wie alle anderen Schwarzen, könnten glücklich, gesund und liebenswert sein, wenn die Weißen ihnen nicht den Alkohol und den "chemisch" behandelten, von der kapitalistischen Industrie hergestellten Zucker gebracht hätten. Sie kannten sozusagen keine Krankheiten, auch nicht die Lepra. Das scheint Ihnen unglaubhaft, aber ich habe nicht wenige Schwarze geheilt, die an sogenannten "unheilbaren" Krankheiten litten, indem ich sie einfach keinen Alkohol trinken ließ und keinen Zucker oder Süßwaren essen. Das war für die Schwarzen ein "Wunder". Die Zahl der Schwarzen, die meine Hilfe suchten, stieg von Tag zu Tag an. Als ich das Hospital verließ, kamen zahlreiche Kranke, Tränen in den Augen, um mir "Auf Wiedersehen" zu sagen. Und auch als ich im protestantischen Missionshaus, zwei Kilometer vom Hospital entfernt, wohnte, wuchs die Menge der Kranken mehr und mehr. Viele kamen von weit her, mehrere hundert Kilometer, jeden Tag, in ihren Pirogen. Ich mußte ihnen erklären, daß ich sie nicht mehr empfangen dürfe. Ich fürchtete, daß alle Kranken zu mir und nicht mehr zu Dr. Schweitzer kämen.

Da Sie das Einzige Prinzip kennen, können Sie sich vorstellen, wie gefährlich es ist für einen, dem diese Ernährung fremd ist, sich nach der Art der "Zivilisierten" zu ernähren, keine Medizin zu nehmen, keinen Tropenhelm zu tragen und mit nackten Füßen im afrikanischen Urwald zu gehen. Das Land ist außerordentlich heiß und feucht, wo das Grün so leuchtend ist. Es ist ein Land, wo aller Schimmel, alle Mikroben, die Viren und alle kleinen Tiere Yin sind. Die Moskitos, die Fliegen, die Flöhe, die Ameisen leben dort in Unmassen. Mit nackten Füßen im Urwald zu gehen, ist als ob man über Minen unter Wasser steuert: Filarien (Fadenwürmer), Sandflöhe, Spirochäten....

Das ist die wirkliche Hölle der schrecklichen Krankheiten, man ist nur noch die Beute, die diese mikroskopischen Lebewesen ernährt.

Im zweiten Monat verschlimmerte sich mein Zustand, besonders die Entzündung der Harnröhre. Natürlich war die europäische Ernährung Schuld daran, die mit ihren vielen Früchten außerordentlich Yin war. Die Europäer können ohne Medikamente nicht lange im Schwarzen Afrika bleiben, trotz ihrer Vorsicht und ihren Vorsichtsmaßnahmen. Selbst Dr. Schweitzer bleibt nicht immer. Auch das tapfere Personal des Hospitals, das überwiegend aus Frauen und nur aus vier bis fünf Männern besteht, bleibt nicht länger als zwei Jahre - außer zwei oder drei. Alle oder fast alle sind mehr oder weniger krank. Die beiden Ärzte sind die kränksten.

Endlich wurde ich von den Filarien und Sandflöhen gleichzeitig angegriffen und durch die Spirochäten bekam ich Tropen-Geschwüre, die noch viel schrecklicher als Lepra sind. Die Filaria-Parasiten fielen über meinen Kopf her. Mein Gesicht und mein Kopf waren vollkommen verschwollen und aus der Form geraten. Merkwürdigerweise hatte ich keine Schmerzen, aber die Sandflöhe drangen unter die Fußnägel, sie legten dort hunderte von Eiern und verursachten schmerzhafte Verletzungen.

Die Spirochäten bohren sich überall in die Haut und erzeugen zahlreiche Geschwülste von zwei bis drei Zentimeter Durchmesser im Anfang, zum Ende aber dreißig mal dreißig und ein bis zwei Zentimeter hoch anwachsend. Sie sind mit einer schwarz-violetten Flüssigkeit gefüllt. Sind diese Geschwüre einmal aufgeplatzt, bildet sich ein sehr tiefes Loch - mitunter konnte man den weißen Knochen sehen. Das Blut, der Eiter und die Flüssigkeit, die aus diesen Löchern kommen, haben einen außerordentlich ekelhaften Geruch. Alle Räume werden von diesem Geruch verpestet. Die Schmerzen sind unerträglich. Nach vier bis fünf Wochen stirb der mit Geschwüren bedeckte Körper. Mit Lepra kann man Jahre leben - mitunter zwanzig, auch dreißig, und Schmerzen sind nicht vorhanden.

Wollen Sie etwas mehr über diese Krankheit wissen, lesen Sie die Seiten 2o9 bis 211 der "Medecine Tropicale" (3. französische Ausgabe) von Dr. Chesterman, dem früheren Direktor des baptistischen Hospitals im Belgisch- Kongo. Die Wirklichkeit ist noch viel schrecklicher als die Beschreibung dort.

Ich hatte im August und September 1955 gefastet, während meiner Reise von Daressalam, über Mombassa, Nairobi, Kampala, Stanleyville, bis Leopoldville. Das waren ungefähr 5 000 km, und ich pflegte immer Kranke. Ich war noch sehr schwach, als ich im Oktober in Lambarene ankam.

Da die Ernährung im Hospital sehr Yin war, konnte sie mich leicht schwächen, auch weil ich nach sechzig Tagen Fasten noch nicht wieder ganz so kräftig wie vorher war. Ich hatte aber niemals aufgehört zu arbeiten.

Am 4. Januar 1956 griffen die Sandflöhe die kleine Zehe des rechten Fußes an. Das tat sehr weh, aber trotzdem setzte ich meine Arbeit bei Tag und bei Nacht fort.

Am 11. Januar wurde der Schmerz in der kleinen Zehe unerträglich. Ich konnte nicht mehr weiterarbeiten: ich schrieb auf der Maschine das Manuskript von "Die Philosophie und die Medizin des Fernen Ostens" (Deutsch: "Das Wunder der Diätetik").

Ich hörte auf zu arbeiten und legte mich zu Bett, wie Jotsna es verlangte. Das war gegen acht Uhr am Abend. Ich mußte mit meiner Arbeit spätestens vor dem 13. fertig sein.

Die Schmerzen wurden im Bett immer schlimmer. Krämpfe im Hals und in den Beinen kamen dazu. Ob das wohl Tetanus sein kann? - fragte ich mich. Drei Tage vorher, als alle

Mittagsruhe hielten, hatte ich den Schlamm hinter der Küche fortgeschafft. Es war dort sehr schmutzig. Dann war ich wie immer mit nackten Füßen in den Garten gegangen - ist es Tetanus?

Meine kleine Zehe war doppelt so groß geworden, sie hatte eine v olette Färbung. Ich müßte die kleine Zehe abschneiden, aber womit? Ich müßte Dr. P. um die Operation bitten, aber das Hospital ist weit. Jotsna konnte nicht allein gehen. Niemand konnte sie in der Piroge hinbringen und sie den großen, schnellen Fluß wieder zurückrudern. Mitternacht war vorbei.

Muß ich bis zum Morgen warten? Das ist zu lange, und was kann ich am Morgen tun?

Oh, welche Schmerzen!... Das dauerte bis vier Uhr. Ich drehte mich auf die eine Seite, dann auf die andere. Ich konnte keinen Augenblick in der gleichen Lage bleiben. Ich glaubte, ich würde verrückt!

Jotsna machte einen schwarzen Umschlag aus "Dentie" und befestigte ihn wie einen Verband um meine kleine Zehe. Ich ließ sie machen, was sie wollte, ich wußte nichts besseres zu tun.

Merkwürdigerweise schlief ich ein... war ich zu müde... zu erschöpft, oder weil der Schmerz verschwunden war?

Wenn ich irgendeinen Schmerz habe, schlafe ich, das ist meine Gewohnheit. Ich schlafe sofort ein, da ich nur vier Stunden von vierundzwanzig schlafe. Wenn ich schlafe verschwindet jeder Schmerz sofort. Ich kann

immer schlafen, gleichgültig wo und wann.
Schlaf ist mein bestes Heilmittel. Schlafen
heißt, in den siebenten, absoluten Himmel
zurückkehren, indem man die sechs relativen
Himmel verläßt. Das ist unsere Kosmologie.
Nach meiner Ansicht ist ein Schlaf von mehr
als sechs Stunden Faulheit. Gott arbeitet
Tag und Nacht. Wenn der Sohn Gottes sich
erlaubt zu schlafen, so darf es nur der
sechste oder siebente Teil seiner Arbeits-
zeit sein, nicht mehr. Vor acht Jahren habe
ich einmal versucht, nicht zu schlafen. Ich
konnte siebenundfünfzig Tage wach bleiben
und arbeitete an der Übersetzung eines
englischen, sehr schwierigen Buches ("The
Meeting of East and West" von Prof.Northrop.
Das Original hatte 500 Seiten, und mein
Manuskript 2000.) Natürlich habe ich mich
während dieser Zeit mit einer ganz besonders
zubereiteten Nahrung ernährt.

    Seit meinem zwanzigsten Jahr schlief ich
für gewöhnlich von 21 Uhr bis 3 Uhr; seit
ich fünfzig bin, von 22 Uhr bis 2 Uhr; ich
hoffe, jetzt mit siebzig noch weniger zu
schlafen.

    Am 12. Januar erwachte ich um 2 Uhr. Ich
fühlte keine Schmerzen mehr... Der Tetanus
war verschwunden.

    Ich sprang aus dem Bett und setzte mich
an meinen Tisch, um die verlorene Zeit wieder
einzuholen, aber ich konnte ohne Schmerzen
nicht gehen.

    Um sechs Uhr erwachte Jotsna. Sie war
erstaunt, mich arbeiten zu sehen.

    Aber weder ich noch Jotsna wußten, daß

der gestrige Schmerz das Vorspiel zu schrecklichen Tropen-Geschwüren war...

Es war schönes Wetter, wie alle Tage in Lambarene. Das armselige Zimmer, in dem Dr. Schweitzer vor vierzig Jahren angefangen hatte, beginnt trotz des niedrigen Daches hell zu werden. Ich untersuchte meine kleine Zehe, die mich gestern so quälte. Jotsna bat mich, die Zehe nicht zu berühren. Meine kleine Zehe war jetzt drei Mal so groß geworden, sie war wie ein Ballon. Ich nahm eine Nadel und stach hinein. Die schmutzige Flüssigkeit kam heraus. Das erleichterte mich sehr, aber ich konnte mich weder aufrechthalten, noch laufen. Stand ich aufrecht, drückte das Gewicht meines Körpers alle aufgeschwollenen Kapillaren des rechten Beines und gab mir ein Gefühl, es könnte platzen.

Ich bedeckte meine geschwollene Zehe, die sehr empfindlich war, mit einem Krautblatt; ich zog einen Pantoffel an, damit ich sie verbergen konnte. Ich ging auf der Ferse mit großer Mühe durch den Garten zu dem großen Backsteinhaus, in dem der Pastor mit seiner Familie wohnte, um dort zu frühstücken. Ich mußte in den ersten Stock emporsteigen, der sehr hoch ist. Das war sehr schwer.

Der Pastor und seine Frau fragten mich, was ich hätte? Es ist nichts, eine kleine Wunde.. eine Verletzung. Das war es, was ich dachte.

Ein Dutzend neuer Geschwüre, wie Ballons am 13. Januar. Ich machte sie auf, rieb Salz hinein - das tat weh. Die erste Zehe hatte jetzt einen Furunkel. Ich machte ihn auf und fand ein Loch.

Ist das eine besondere Krankheit dieses Landes? Das fragte ich mich, aber ich kannte sie nicht. Die Arbeit beunruhigte mich, ich mußte mich beeilen. Ich mußte heute abend damit fertig werden, sie die ganze Nacht durchlesen, damit ich sie morgen sehr früh Dr. Schweitzer zu seinem Geburtstag schicken kann.

Nach 9 Uhr bis zum Mittag und von 2 Uhr bis 5 Uhr am Nachmittag kamen wie immer die schwarzen Kranken. Ich arbeitete wie ein Narr. Jotsna half, sie mit alten japanischen Zeitungen zu reinigen, diese sind mit Eiter und Blut durchtränkt; alte Servietten benutzte ich als Watte, Gaze und Verbände. Sie warf die Zeitungen weg und wusch die zerrissenen Servietten.

Es ist der 14. Januar, ich bitte einen Schüler der Mission, mein Buch "Die Philosophie und die Medizin des Fernen Ostens" zu Dr. Schweitzer zu bringen. Endlich bin ich von meiner neunzig Tage langen Arbeit frei.

Die Zeit vergeht. Jeden Tag kommen neue Geschwüre. Die Zehen beider Füße sind jetzt wie Gummibälle geschwollen. Die Füße, die Beine, die Hände, die Arme sind mit Furunkeln bedeckt - und immer wieder neue Geschwüre. Das ganze Zimmer ist voll ekelhaftem Gestank.

Doch am Tag kommen die Schwarzen, die mich brauchen. Ich muß schreiben und lesen. Meine Harnröhrenentzündung wird schlimmer, alle zwei Stunden muß ich urinieren. Das Wetter wird heißer und heißer.

Die beiden Lehrerinnen laden uns manchmal zum Essen ein. Es ist die Zeit der Trocken-

heit. Die schwarzen Lehrer bitten mich, am
Abend Vorträge über Philosophie und Medizin
zu halten. Dreimal am Tag muß ich in das
große Haus des Pastors zum Essen gehen.
Jotsna hat in der Küche viel zu tun, sie
will die Familie des Pfarrers, in der jeder
krank ist, revolutionieren: der Pastor hat
ein krankes Herz, seine Haare fallen aus -
seine Frau muß von Zeit zu Zeit ins Krankenhaus, sie ist sehr leicht erregbar, nervös
und müde - die siebenjährige Tochter hat
ein Augenleiden - die fünfjährige hatte
Kinderlähmung - und der vier Monate alte
Säugling hat keinen Appetit, er bricht die
kondensierte Milch aus und schreit unaufhörlich...

Höchste Bestürzung! Eines Tages weiß ich,
daß diese Geschwüre Tropen-Geschwüre sind.
In einigen Wochen muß ich sterben. Eine
Woche ist schon vergangen... Alles stimmt
mit der Beschreibung in der "Médecine
Tropical" von Dr.Chanterman überein. Ich
darf mich nicht heilen, ehe ich über jeden
kleinen Vorgang dieser Krankheit ganz genau
Bescheid weiß, sonst bin ich nicht berechtigt,
meine schwarzen Freunde zu heilen.

In der zweiten Woche verschlimmert sich
die Krankheit unheimlich.

Die dritte Woche...

Die vierte Woche, der unglaubliche Schmerz
zerfrißt meinen ganzen Körper. In der Nacht
kann ich nicht schlafen... Meine schwarzen
Freunde können nicht mehr kommen. Ich kann
nicht mehr gehen... Ich bin wie ein lebender,
zerfressener, löchriger und mißgestalteter
Leichnam. Das ist das Werk der unsichtbaren

Mikroben. Mein Körper ist ein verfaulender
Fleischkloß mit Eiter und Blut bedeckt,
der einen unsagbar ekelhaften Geruf aus-
ausströmt. An beiden Füßen sind alle Nägel
abgefallen.

Am 28. Januar nagt um Mitternacht eine
große Ratte an meinem Fuß. Sie glaubt, ein
Stück verfaultes Fleisch vor sich zu haben.

Jetzt ist der Augenblick gekommen, wo
ich mich retten muß. Andere Ratten würden an
meinen Beinen nagen, die Schlangen und die
Boas würden sich in meinen Körper teilen,
die Überreste verschlingen. Ich höre sie
jede Nacht..

Ich kann nicht sterben. Ich muß Millionen
und Millionen meiner schwarzen Brüder und
Schwestern retten.

Die Tropen-Geschwüre sind eine Krankheit,
die außerordentlich Yin ist, man muß nur
in der Ernährung so viel wie möglich alles
was Yin ist ausschalten. Die Ernährung in
der protestantischen Mission ist im Vergleich
zu der des Hospitals sehr viel einfacher, und
seit dem 1. Januar hat Jotsna die Ernährung
im Pfarrhaus umgestellt. Es gibt aber unglücklicherweise keinen ungeschälten Vollreis, nur
Wildreis. Sie muß mit den Jungen der Schule
Korn um Korn mit der Hand enthülsen. Sie
braucht einen ganzen Tag für eine kleine
Menge von der äußeren Schale enthülsten Reis,
den sie für die Ernährung der kleinen
Christine haben muß.

Wir haben keine normalen Nahrungsmittel.
Wenn wir mit der Piroge zu dem benachbarten
kleinen Dorf hinauf und dann wieder zurück

fahren, brauchen wir wenigstens einen halben
Tag. Und dort findet man nur einige von
Frankreich eingeführte Konserven mit Kartof-
feln. Es gibt nichts anderes.

   Glücklicherweise kommt mit dem Flugzeug
ein kleines Paket von New York. Einer meiner
alten Schüler hat mir von dort ein Kilo ungeschälten, gerösteten Reis und einige "Umebosi"
(japanische, mit Salz zehn Jahre lang
konservierte Pflaumen) geschickt. Yin wird
von Yang begleitet. Nach Regen folgt Sonnen-
schein. Es wird gutes Wetter. Das Leiden ist
nichts anderes als der Beginn der Freude.

   Ich beschließe, mich in zehn Tagen zu
retten. Was würden Sie an meiner Stelle tun?
Sie sind im Urwald, es gibt keine Apotheke,
kein Kolonialgeschäft, keine Medikamente.
Auch kein Wasser aus der Wasserleitung, keine
Elektrizität. Schreiben Sie sogleich Ihre
Antwort auf ein Blatt Papier, und dann erst
lesen Sie weiter. So werden Sie etwas gelernt
haben. Sie prüfen, wie weit Sie das Einzige
Prinzip verstehen, und wie weit Ihre Urteilskraft entschleiert ist.

   Es ist der 29. Januar, ich beschließe,
kein Wasser mehr zu trinken, auch keinen
einzigen Tropfen. Ich werde ein Glas ungeschälten, gegrillten Reis zu mir nehmen.
Jotsna füllt 100 Gramm Reis in ein gewöhn-
liches Wasserglas und gibt etwas kochendes
Wasser zu. Am anderen Morgen ist das Wasser
vollkommen verschwunden, ich esse den Reis
am Morgen mit etwas "Umebosi". Das ist alles
für den ganzen Tag.

   Vor dem Schlafengehen nehme ich ein paar
Mal zehn Gramm Salz. Ich trinke den ganzen

Tag nicht. Das ist alles.

Jotsna ist auch befallen. Alle zwei Tage entfernt sie Hunderte von Sandfloh-Eiern unter ihren Nägeln. Auch sie hat Tropen-Geschwüre. Zwei oder drei Geschwüre an den Händen. In der "Medicine Tropical" können Sie lesen, Dr. Chesterman schreibt, daß die Frau gegen diese Krankheit immun ist. Das stimmt nicht. Ich glaube, daß Sie wissen warum.

Salz, das ist das Leben, die Vitalität.

Das Verhältnis von Ka : Na intra - inter - zellulär.

Vom 1. bis zum 3. Februar war ich vollkommen unbeweglich, und ich dachte über vieles nach. Wie glücklich wäre ich gewesen, hätte mir jemand ein Paket mit "Tekka" oder "Miso" geschickt. Salz zu assimilieren ist außerordentlich schwer. Das in Mengen in die interzellularen Kanäle eingeführte Salz genügt nicht, um den intrazellularen Ka-Spiegel zu verändern. Außerdem ist es sehr mühsam.

Oh! "Tekka", "Miso"! "Kinpira"!... und "Dentie"!.....

Ich dachte viele Dinge. Ich habe hundert Seiten geschrieben, als ob es mein Testament wäre.. Es ist schade, daß ich die Zeit zur Übersetzung nicht hatte.

Nach allem, wenn man nicht diese Schmerzen und Ängste der Tropen-Geschwüre erlitten hat, wenn man nicht mit Eiter und Blut bedeckt war, wenn man nicht lebend von einer Ratte angenagt wurde, wenn man nicht in der Tiefe dieses ekelhaften Geruches eingesunken lag, weiß man nicht zu sagen, ob man Anteil am Los der Schwarzen nimmt oder "sentimentales" Mitleid mit den Schwarzen hat. Dr. Schweitzer weiß es!

Aber diese Schmerzen zu haben genügt nicht. Dieser Krankheit mit einem Werkzeug oder mit etwas anderem zu entgehen, ist die Feigheit selbst. Das ist einem aufrechten Manne nicht erlaubt - und aus noch schwerer wiegenden Gründen einem "Samurai". Er muß sie überwinden und sie besiegen ohne die Mikroben zu töten. Man muß die Mikroben ruhig leben lassen. Man darf nicht töten, um sich zu verteidigen, das ist keine Gerechtigkeit. Wenn Sie töten und um die Konstitution des Universums wissen, sind Sie nur ein törichter Farbenblinder, der keine Hellsichtigkeit besitzt. Sie werden getötet, oder Sie sind schon tot. Sie sind nur ein "verfaulter Schinken". Sie verdienen das Leben nicht, nicht diese grandiose Freude: Eden.

Seit dem 30. Januar hatte ich kein neues Geschwür mehr. Die alten trockneten von Tag zu Tag immer mehr aus. Auch der Schmerz... Die Geschwüre waren besiegt. Die Krankheit ist beendigt, die Mikroben verlassen ruhig meinen Körper. Wie klug sie sind!

Am 4. Februar um 4 Uhr nachmittags hört man lautes Geschrei, das im ganzen Urwald widerhallt: Großer Doktor! Großer Doktor!

Ich stehe von meinem Bett auf. Weit unten auf dem großen Fluß sehe ich eine Piroge, die heraufrudert. Der Große Doktor kommt! Aber

ich kann nicht bis zum Ufer hinabgehen, um
ihn zu empfangen. Der Weg hinunter ist zu
steil und zu lang für mich.

Alle eilen sie zum Ufer, die Schüler, die
Schülerinnen, der Pastor und seine Frau...
Die Piroge kommt von leprakranken Schwarzen
gerudert. Der Große Doktor und seine Frau
steigen aus.

Welche Schande, ich kann nicht einmal aus
der Strohhütte gehen!

Der Große Doktor kommt in die alte Strohhütte und ruft mit befehlender Stimme:

"Zeigen Sie mir Ihre Geschwüre!"
"Es ist nichts, Herr Dr. Schweitzer."
"Zeigen Sie mir Ihre Geschwüre!"

Ich kann mich nicht retten. Ich zeige ihm
meinen rechten Fuß, der weniger schlimm oder
viel mehr geheilt ist. Der Doktor sagt nichts.
Er betrachtet meinen Fuß. Er berührt ihn
nicht.

"Sie müssen sofort abreisen", sagt er hart
nach einer vollkommenen Stille.
"Kann man das nicht heilen, Dr. Schweitzer?"
"Unmöglich! Reisen Sie sofort ab!"

Erstaunt weiß ich nicht, was ich sagen soll.
Ich suche nutzlos nach Worten: " - aber..".

"Unmöglich! Reisen Sie sofort ab!" Er wiederholt es noch lauter.
"Aber Sie können mich doch lehren, wie man
diese Krankheit heilen kann, nicht wahr?"
"Nein! Das ist unmöglich! Außerdem können Sie
hier nicht mehr bleiben, die Mission ist arm!"

"Aber ich bin doch gekommen, um zu zeigen, wie man die Krankheit heilen kann mit...."
"Nein! Es ist unmöglich! Sie wissen nichts über diese Krankheit. Sie glauben, Sie haben hier viel gelernt, aber was Sie gelernt haben, ist winzig klein im Vergleich mit dem, was Sie nicht wissen. Afrika ist groß. Sie haben unverzüglich abzureisen!"

Jedes Mal, wenn ich anfangen will zu sprechen, werden meine Worte, meine Stimme zermalmt, niedergedonnert. Ich kann nicht weitersprechen. Ich gebe mir die größte Mühe: "Aber, ich....muß...heilen....".

"Unmöglich! Reisen Sie sofort ab! REISEN SIE SOFORT AB!
"Gibt es kein Mittel zur Heilung, Dr. Dr. Schweitzer?"
"Nein! Es ist nichts zu machen! Von Anfang an haben Sie meine Ratschläge nicht befolgt. Jeder muß es. Jeder muß doppelte Strümpfe mit Jodoform tragen."

Er fing an zu schelten. Ich bin Yin geboren, ich sagte nichts. Es war eine lange Rede... Immer wieder versuchte ich eine Entgegnung, es war unmöglich. Ich wollte sagen, daß man doch die Schwarzen lehre müsse, wie sie ohne Arzneien zur Gesundheit ihrer Väter zurückfinden könnten, wie sie sich selbst heilen könnten, weil sie doch so arm seien. Es war unmöglich. Ich hätte ihm gern gesagt, daß fast alle Schwarzen - ob im Hospital oder nicht - mehr oder weniger gegen ihn seien. Sie lehnen sich auf, weil die Zahl der Kranken immer mehr ansteigt. Wer einmal im Hospital sei, käme sein ganzes Leben nicht mehr heraus. Sie beklagten sich, daß sie nicht mehr frei seien. Man amputiere ihre

Glieder, man verstümmle sie. Viele seien
jetzt schon drei, sieben, zehn Jahre im
Hospital, keiner kann es verlassen. Es war
alles umsonst. Ich konnte mit meinem bißchen
Französisch nichts sagen.

Im Weggehen wiederholte der Doktor noch
einmal: "Reisen Sie sofort ab!" Zuerst muß
ich mich aber heilen, ich kann nicht gehen.
Muß ich wirklich fort? Ich bin doch gekommen,
um ihn die Medizin und die Philosophie des
Fernen Ostens zu lehren. Er ist doch der
"Mann des Jahrhunderts". Er ist doch der
größte Pazifist. Er verlangt, daß man jegliches Leben achten muß, er will nicht töten,
auch keine Mikroben.. Verstünde er das
Einzige Prinzip der Konstitution des Universums, könnte er die ganze Welt retten. Ich
muß ihm doch alles geben. Ja, wenn er mir
erlauben würde zu bleiben, würde ich
Lambarene nie mehr verlassen....

Für diesen Traum bin ich durch tausend
Schwierigkeiten, die unübersteigbar erschienen, hierher gekommen, ich habe mein Leben
aufs Spiel gesetzt, ich habe mein ganzes Geld
gegeben. Fast wäre die Reise unmöglich
gewesen.

In meiner tiefen Verwirrung, in meinen
traurigen Gedanken, in meiner Einsamkeit und
Verlassenheit rüttelte mich Jotsnas Stimme
auf:

"Unmöglich? Nicht wahr, er hat immer wieder
'Unmöglich' gesagt, das war es doch?"
"Hast Du es gehört?"
"Dann müssen wir ihm zeigen, daß wir vollkom-
men geheilt sind. Sieht er es, wird er uns
fragen, wie wir diese Krankheit geheilt haben,

diese Krankheit, von der er sagt, daß sie
"unmöglich" zu heilen sei... Dann wird er es
verstehen... Hat er Dein Buch nicht gelesen?"
"Sicher, er sagt doch, daß er alles liest..."
"Und hat er keine Kritik dafür gehabt?"
"Mir scheint, daß er es nicht verstanden hat,
er hätte sonst nicht so sein und so reden
können..."
"Dann haben wir ihm nur unsere Heilung zu
zeigen. Wir werden keine Geschwüre mehr haben.
Es geht Dir und mir ja schon viel besser.
Warum soll man sie nicht heilen können."
"Alles, was einen Anfang hat, hat auch sein
Ende. Wir brauchen uns nur zu heilen. Die Tatsache wird ihn überzeugen, nicht Dein
schlechtes Französisch. Wenn er Dich nicht
versteht, wird er Deine Heilung verstehen.
Du wirst doch Deinen Mut nicht verlieren!"

"Ja, es ist wahr. Wir müssen ihm die Heilung
zeigen. Die Wirklichkeit kann alles besser
erklären als Worte."
"Die Angestellten des Hospitals haben weder
ein Verständnis noch ein Interesse für die
Medizin und die Philosophie des Fernen Ostens.
Aber er ist der Große Doktor, er wird sie
verstehen. Er muß sie verstehen. Und wenn er
sie versteht, können wir für immer hier
bleiben. Ich werde mit den armen kranken
Schwarzen in der Küche arbeiten. Sie werden
neugierig kommen, sie wollen die kleine
Japanerin sehen, die in der heißen Küche
kocht, ohne daß sie schwitzt, die nie müde
ist - und sie müssen doch so furchtbar
schwitzen; ich wiege nur 38 kg, und sie sind
doppelt so schwer, sie sind viel größer und
immer müde... Wir müssen nur zeigen..."

Der Pastor kommt. Er ist beauftragt, uns
sobald wie möglich fortzujagen. Immer wieder

sagt er: "Reisen sie sofort ab".

"Ich bitte Sie, Herr M., warten Sie noch eine Woche. Ich werde Ihnen ein Wunder zeigen..., dann werde ich für immer abreisen..."

Er besteht nicht auf seinem Verlangen, weil seine ganze Familie schon geheilt wurde: seine Frau schreit nicht mehr, ihre nervöse Stimme hört man nicht mehr im ganzen Dschungel, die Lehrer und die Schüler sind sehr glücklich darüber, auch Herr D., der Direktor der Schule spricht davon; die Haare des Pastors fallen nicht mehr aus, seine Müdigkeit ist verschwunden; auch seine drei kleinen Mädchen sind viel besser: Francoise ist klüger; Anne fällt nicht mehr, sie singt und ist fröhlich; die kleine Christine, die keine gezuckerte Milch trinken wollte, hat ihre Flasche mit ungeschältem Reis auf einmal ausgetrunken, sie schreit nicht mehr, sie ist ruhig und schläft gut. Sie lacht, wenn sie meine Frau sieht. Sie hat das "Kleid" meiner Frau schon mehrmals naß gemacht.

Der Pastor geht höflich fort, aber er glaubt nicht, daß er ein "Wunder" sehen wird. Er will aber wenigstens einige Tage warten.

Am nächsten Morgen erleben wir eine neue Bestürzung. Sehr früh erscheinen sechs große Schwarze, sie kommen mit Paketen beladen in mein Zimmer, sie haben mein Zimmer im Hospital vollkommen ausgeräumt.

Aber warum, das ist doch meine eigene Angelegenheit? Alle Schwarzen sind traurig und schämen sich. Einer erklärt, der Große Doktor habe es befohlen... aber sie liebten uns alle und wollten nicht, daß wir fortgehen.

Sie würden meinen Anweisungen folgen, sie
hofften, von ihren Schwierigkeiten frei zu
werden, sie wollten nicht ihr ganzes Leben
im Hospital gefangen sein. Es sind lauter
arme Kranke, ihre Füße und Arme sind schon
gelähmt oder angefressen.

Wir sind mit unserem Gepäck und den
Paketen allein. Wir sind also doch fortgejagt?... Welche Rohheit! Man hat uns vor die
Türe gesetzt. Wir müssen im Dschungel
schlafen.

Eine neue Überraschung, Jotsna weint nicht.
Ihre Augen glänzen, sie zeigt einen eisernen
Willen. Die kleine,zerbrechliche Frau - hier
im afrikanischen Urwald! Sie ist fröhlich,
oder scheint es zu sein. Sie sagt:

"Je größer die Vorderseite, um so größer
die Kehrseite. Seit unserer Abreise von Japan
haben wir die größten Schwierigkeiten gehabt,
das bedeutet, daß wir der größten Freude ganz
nahe sind. Das ist sicher. Sieh: Dein Körper
ist angefressen, völlig krank, Du bist voll
Blut und Eiter; unser Gepäck hat man uns
zurückgeschickt. Und noch mehr, der arme
George ist vom Großen Doktor fortgejagt, der
für ihn der bewundertste Mensch auf der ganzen Welt war... Bestürzung, Enttäuschung,
aller Träume beraubt, und doch bist Du nicht
verzweifelt?"

Die Schwierigkeiten haben ein unverlösch-
bares Licht in dieser kleinen zarten Frau
angezündet.

Nach drei Tagen gehe ich durch den Garten
und steige die hohe Treppe im Pfarrhaus
hinauf. Jeder ist erstaunt, mich gehen zu

sehen. Der Tod hat sein Opfer nicht geholt.
Ich zeige meine Geschwüre. Kein Eiter, kein
Blut. Der ganze Körper ist trocken und glatt.

"Sie sind geheilt! Das ist unglaublich.
Sie haben gesagt, daß ich ein "Wunder" sehen
werde.. aber das ist...".

Der junge Doktor aus dem Hospital kommt,
er hat am Anfang meine vorbereitenden Anweisungen nur eine Woche streng eingehalten,
jetzt ist er gekommen, um zu sehen, ob ich
schon tot bin.

Ich warte noch einige Tage, ich warte auf
die Einladung des Großen Doktors, ich warte,
daß er mich fragt, daß er untersucht, ob ich
wirklich geheilt bin, aber niemand kommt, auch
nicht Schwester Emma, keiner der schwarzen,
kranken Jungen.

Am 10. Februar lassen Jotsna und ich uns
zum Hospital rudern. Wir gehen am Ufer den
kleinen Weg zum Haus des Großen Doktors
hinauf. Viele Schwarze grüßen uns sehr freundlich.

"Doktor, Doktor! Sie sind wiedergekommen!
Dieses Mal bleiben Sie doch lange hier? Wir
haben auf Sie gewartet..."
"Es geht Euch besser? Viel besser? Ihr trinkt
nicht mehr?"
"Nein, nein, Doktor, nicht einen Tropfen.
Sehen Sie nur, ich bin viel besser... Sie
bleiben doch jetzt bei uns? Wir bauen Ihnen
ein anderes Hospital - wie wir dieses gebaut
haben..."
"Ich weiß es nicht. Wenn der Große Doktor es
erlaubt!"
"Bravo!!!" - Alle schreien durcheinander.

Der Große Doktor betrachtet uns mit
Bestürzung. Er faßt meinen Fuß, den ich ihm
zeige, nicht an. Er sagt nichts. Er betrachtet sehr genau die Hände Jotsnas, auf denen
zwei oder drei Geschwüre waren. Aber er sagt
nichts. Er geht weg. Er sagt kein einziges
Wort, das ich doch so sehr erhofft hatte zu
hören: Wie haben Sie sich geheilt? Womit?
Können Sie alle "unheilbaren" Kranken heilen?

Ganz im Gegenteil!

"Wann reisen Sie?" fragt er mich beiläufig.
"Bald..", ich muß so antworten.
"Wollen Sie mit uns essen? Können Sie warten?"
"Vielen Dank, aber ich muß in die Mission
zurück, man erwartet mich."

Ich kann keine so teure europäische Mahl-
zeit mehr essen. Sie ist ein zu großer Luxus,
sie kann nur schaden, hier bei den Millionen
Schwarzen, die so armselig essen und so sehr
leiden.

In Andende warte ich auf einen Brief des
Großen Doktors, er wird mich einladen.. Ich
warte geduldig - einen Tag, zwei, drei, fünf,
zehn, dreizehn..

Am 23. Februar nehmen wir, das Herz voller
Traurigkeit, das Flugzeug nach Algerien, wo
mein geistiger Bruder Gabriel, den ich in
diesen 63 Jahren nicht mehr gesehen habe, uns
seit drei Jahren erwartet. Wir wollen drei
Tage in Bougie bleiben.

Oh, mein armseliges Französisch, das ich
alleine in Japan gelernt habe, warum konnte
ich die einfache Dialektik, die Mutter der
gesamten Zivilisation, der ganzen Philosophie,

aller Religionen des Fernen Ostens, nicht
erklären, auch nicht dem größten Freund des
Friedens der Welt. Wie traurig ist das! Meine
größte Hoffnung ist entschwunden... Kann ich
je eine andere finden?

Im Mondenschein überfliegen wir die Sahara.
Ich kann nicht schlafen. Ich denke an meine
armen, ehrenhaften, unglücklichen Schwestern
und Brüder, die jeden Tag dahinsichen in dem
Dschungel und seinem leuchtenden Grün...
Warum? Weil eine prächtige Zivilisation
ihnen ihre Art zu leben und zu denken aufzwingt....

Anhang 11

DIE SEXUALITÄT

Die verhängnisvollste Krankheit, die es gibt, ist der Verlust der Sexualität. Wenn der Mann seine Männlichkeit und die Frau ihre Weiblichkeit verliert, ist beider Leben unsagbar traurig. Ein Leben ohne Leidenschaft, ohne Erregung, Liebe, Abenteuer, Ehrgeiz, Freude, Verrat, Eifersucht, Enttäuschung, Kampf, Mitbewerbung, ist wie Salz ohne Schärfe oder Zucker ohne Süße. Ein solches Leben ist wie eine lichtlose Eiswüste. Man sieht dort nichts, und das ist unerträglich.

Das Leben ist die leidenschaftlichste Romanze, die die beiden Hände Yin und Yang spielen, der Tod selbst ist eine Fuge dieses großen Musikwerkes.

Die Sexualität ist das Morgenrot des Lebens. Das Geschlechtsleben ist die Grundlage allen Seins, es ist der Schlüssel der Entwicklung; selbst die Atome, die Elementarteilchen, die nuklearen Teilchen haben ihre Sexualität: Anziehung und Kraft der Bindung, und mit noch mehr Recht besitzen sie alle lebenden Wesen: das Plankton, die Bäume usw.

Die sinnliche Liebe des Menschen ist die Blüte der Sexualität. Die Liebe der Sterne und der Planeten ist von Newton, und er irrte sich nicht, die universelle Anziehungskraft genannt worden. Sie wurde zur Basis der modernen Physik. Die Sexualität ist die ursprüngliche Ordnung des Universums. Ohne Sexualität könnte es kein Leben geben. Kein

Dasein, nichts Wesentliches würde ohne
Sexualität geboren werden. Nicht nur die
lebenden Wesen und die anorganischen Atome
haben ihre Xexualität, sondern auch die
Sterne, die Milchstraßen und alles, was
einen Anfang und ein Ende hat, hat seine
Sexualität.

Im Fernen Osten gibt es eine sehr schöne
Sage über die Liebe der Sterne. Einmal im
Jahr haben sie ein wundervolles Treffen, aber
alle Jahre und das immer und ewig. Die
himmlische Liebe! Ihr Tag wird mit mehr
Anmut gefeiert, als das Osterfest oder Weihnachten. Auf Bambusstangen von fünf bis zehn
Meter Länge befestigt man rechteckige Papierstreifen in sieben Farben, auf denen die
jungen Mädchen und Frauen, die von ewiger
Liebe träumen, Liebesgedichte geschrieben
haben. Man pflanzt diesen Bambus vor jedes
Haus, ob reich oder arm, am siebenten Abend
im siebenten Monat jedes Jahres - und der
Wind trägt diese Gedicht-Wünsche aller
Japanerinnen bis zu den fernen Sternen...

Die Liebe, das ist das Leben. Es gibt
sieben Stufen der Liebe: die blinde, die
sinnliche, die gefühlsmäßige, die intellektuelle, die soziale, die ideologische, die
universelle Liebe. Im Westen ist die sinnliche Liebe die einzige oder fast die einzige,
die es gibt. Die sieben Worte, die die sieben
Stufen der Liebe kennzeichnen, gibt es im
Westen nicht. Sehr selten begegnet man
jemandem, der die Liebe der höheren Stufe
kennt - jemand, der alles annimmt, einmal und
für immer. Das bedaure ich am meisten im
Westen, jeden Morgen bringen die Pariser
Zeitungen tragische Liebesgeschichten: blinde
Liebe, Sinnenliebe, mechanische Liebe,

sentimentale, soziale, kurz ... Mord...
Selbstmord... Liebe zu Geld, zu Ruhm, Macht,
Schönheit usw. Verzweifelte Anklammerung in
einem Wort! Das ist gut, sehr gut, aber man
muß die Liebe kennen, die auf die höchsten
Stufen gehört, sonst ist unser Leben das
eines Tieres oder einer Mikrobe.

Warum gibt es in der Welt so viele sexuelle Tragödien? Weil dreiviertel der Menschen
an Erkrankungen der Drüsen oder der
Geschlechtsorgane leiden! Im Westen ist die
geschlechtliche Erziehung viel entwickelter
als im Osten, das trifft für alle westlichen
Länder zu. Aber diese Erziehung beruht auf
der niederen Urteilskraft, das heißt, die
Sinne, das Gefühl oder der Intellekt herrschen. Die Erziehung weiß nichts von der
biologischen, physiologischen und logischen
Erziehung, die die sieben Stufen der Liebe
lehren, die nichts anderes sind als die
Ordnung des Universums.

Während der letzten Jahre, die ich in
Europa und in den U.S.A. verbrachte, habe
ich hunderte verzweifelte, an sexuellen
Krankheiten leidende Menschen befragt:
Homosexuelle, Impotente, Frauen mit Ausfluß
(weiß, gelb oder grün), Hermaphroditen (echte
und falsche), Menschen mit morphologischer
oder psychologischer Teratologie, Frauen ohne
Menstruation oder mit unregelmäßiger Menstruation, zu starker oder zu schwacher, zu
langer, zu schmerzhafter oder übelriechender
Menstruation, Frauen ohne geschlechtlichen
Reiz, männliche Frauen, die widersprechen,
protestieren, angreifen, schelten, stetig
kämpfen und schreien...

Alfred Musset und Albert Samain und viele

andere Dichter könnten heute bedauern, daß sie den Frauen so viele Lobpreisungen dargebracht haben. Gibt es noch eine Rosamonde Gérard, der man ein Gedicht der ewigen Liebe schreiben könnte? Pierre Louys, der Autor von Astarte (der ewigen Jungfrau), meinem Lieblingsgedicht der französischen Dichtkunst, würde entsetzt sein, träfe er eines der jungen, sterilen Mädchen, der Junggesellinnen mit dreißig, ja, mit fünfzig Jahren.

Es gibt viele Krankheiten der Drüsen und der Geschlechtsorgane, oder deutlicher gesagt, es gibt nicht eine einzige Krankheit, die nicht zur Drüsenkrankheit oder Erkrankung der Geschlechtsorgane werden kann. Deshalb gibt es so viele traurige Ehen und Scheidungen im Westen. Darum sah sich der Katholizismus, der doch die Religion der Toleranz (catha holos) ist, gezwungen, die Scheidung zu verbieten, um das schwache Geschlecht zu schützen. In Japan gibt es gerade im Gegenteil den buddhistischen Tempel, der "en-Kiri" (Ehetrennung) heißt. Alle Frauen, die von einem unmenschlichen Mann frei werden wollen, gehen dorthin. Die fernöstliche Gesellschaft ist weiblich, wenn es auch nicht den Anschein hat. Sie beruht auf der weiblichen Überlegenheit. Die Frau ist biologisch und physiologisch dem Manne bei weitem überlegen. Die Mutter ist die Schöpferin, während der Vater zerstört. Die Frau hat niemals zu blutigen Kriegen aufgerufen, der Mann ist das "enfant terrible", die Frau erzwingt den Friedensschluß.

Die Vernichtung der Sexualität ist die größte Zerstörung der universellen Ordnung. Wenn der Mann verweiblicht, die Frau vermännlicht, heißt das, Yang verliert seine Yang-

Fähigkeit (vor allem seinen eisernen Willen),
und wenn Yin seine Yin-Eigenschaften
(besonders Anmut und Toleranz) verliert, ist
das das Ende der Menschheit, von dem man
schon das Vorspiel hört.

Ein wenig Pathologie jetzt: Da ich die
Frauen liebe, betrachten wir zuerst die Frau.
Sie ist dem Mann auf dem existenziellen Plan
unendlich überlegen. Der Niedergang des schönen Geschlechts ist die verhängnisvollste
Krankheit der Menschheit. Es ist das Erscheinen der haarigen Frau. Die Frau mit Haaren an
den Beinen hat die Eigenschaften des schönen
Geschlechts verloren - das gilt noch mehr für
die Frau mit Haaren auf den Armen. Die Arme
sind viel mehr Yin als die Beine. Ein Blick
auf die haarigen Beine einer Frau verursacht
dem Mann Gänsehaut.

Der Unterschied zwischen Mann und Frau
läßt sich in der japanischen Sprache biologisch ausdrücken. Das Wesen ohne Haare ist
"hito", das ist der Mensch; das Wesen mit
Haaren heißt "kedamono", das ist das Tier.
Das Tier ist zum Menschen geworden, weil es
durch Milliarden von Jahren der Entwicklung
sich seiner Haare entledigt hat. Die Frau,
die immer viel entwickelter als der Mann war,
hat eine glatte, schöne, reizvolle und
appetitliche Haut. Obgleich sie weniger
Haare als der Mann hat, ist sie viel widerstandsfähiger gegen Kälte.

Die Frau mit haarigen Beinen hat ihre
sexuellen Drüsen zerstört oder vermännlicht,
sie ist keine Frau mehr. Wenn alle Frauen
Körperhaare haben werden, wird das das Ende
der Welt sein. Das ist schlimmer als die
Hölle, es ist das Leben der Zwitter oder

Mißgeburten. Es ist das größte Unglück der Menschen, ein viel größeres Unglück als der thermonukleare Krieg, denn dieser vernichtet die ganze Menschheit, aber das Leben ohne das schöne Geschlecht zwingt uns zu einem langen Leben von Zuchthäuslern.

Wie kann man eine schöne Frau erschaffen, die Mutter der Menschheit? Das ist eines meiner Geheimnisse. Ich gebe es niemandem, selbst nicht für Milliarden: es ist die Makrobiotik! Besonders die Diät Nr. 7, sie läßt die Haare in zwei oder drei Wochen verschwinden, das ist unglaublich, es ist schwarze Magie, versuchen Sie selbst Nr. 7....

Jedes Wesen ist sexuell. Das Leben selbst ist sexuell. Wer ohne sexuelles Verlangen ist, ist tot.

Frankreich ist das Land der Liebe, der reinen Sexualität. Die ganze Welt ist von Paris bezaubert, von der französischen Liebe, von der freien Liebe mit einem Wort. Alle die Fremden, die bei sich zu Hause die Leidenschaft der Liebe, dieser Liebe, die die Bedeutung des Seins und des Lebens an sich lehrt, niemals tolerieren würden, unterwerfen sich der Anziehungskraft von Frankreich und Paris. In ihren Ländern gibt es die freie, natürliche oder wilde Liebe überhaupt nicht oder kaum. Die Liebe lebt nur unter dem Zwang der bizarren Macht, die man "Moral" nennt. (Sie ist in Wirklichkeit ein schönes Wort, das die Gewalttätigkeit, die Gewalttätigkeit, die man "Gesetz" nennt, verschleiert. Es allein beherrscht den sogenannten Frieden der Gesellschaft, der Gehorsamen, der Sklaven, der Ausgeplünderten, die alle gefesselt sind mit den unsichtbaren Ketten des Geldes.)

In Amerika gibt es keine freie Liebe. Im
demokratischsten Land, im "Land der Freiheit",
in den Vereinigten Staaten gibt es keine
freie Liebe. Vier von fünf Männern jammern,
weil sie die freie sexuelle Liebe nicht haben
können und erdulden ihr Eheleben, das sie nur
als ein Sklavenleben ansehen; nur einer unter
zehn Millionen, vielleicht sogar unter hundert
Millionen erlebt in Wirklichkeit das Glück
der ehelichen Liebe.

Frankreich ist katholisch. Der Katholizismus erlaubt die Auflösung der Ehe nicht. Gemäß der Bibel wird eine Trennung oder
Scheidung als unverzeihliches Verbrechen
angesehen.

Die Liebe, wie sie der Katholizismus vorschreibt, ist also begrenzt und bedingt. Die
Liebe ist nicht mehr die Freiheit. Trotzdem
ist die katholische Liebe nicht aus der Mode,
wenigstens nicht in ihrer äußeren Erscheinung.
"Je größer die Vorderseite, um so größer auch
die Rückseite" (viertes Gesetz der Ordnung
des Universums), sie ist aber vollkommen und
doppelt gefesselt, die sensorielle und
sentimentale Liebe beherrscht sie. Pascal
hat geschrieben: "Der Mensch ist ein Heuchler
und Lügner". Aber in Wirklichkeit ist es
nicht Heuchelei, es ist Natur; die biologische und physiologische Liebe kann von der
ideologischen Liebe nicht beherrscht werden,
das Gegenteil ist der Fall. Darum besucht die
ganze Welt die Hauptstadt der Liebe, und wenn
es nur ein einziges Mal im Leben ist. Aber
da der Besucher ein Sklave ist, kann er nicht
sein ganzes Leben dort bleiben. Er reist
wieder ab, den Geist voller Bilder und
Erinnerungen, mit denen er den Rest seines
Sklavendaseins leben wird. Er lebt nur in der

Vergangenheit. Es gibt für ihn weder eine
Zukunft noch eine Hoffnung, und Leben in
der Vergangenheit ist gleichbedeutend mit
dem Tod.

Einmal kam ein sehr ehrenhafter Amerikaner
nach Frankreich, um die Hauptstadt der Liebe
zu besuchen: er wollte dort leben. Sein Name
war Henry Miller. Er erkannte sehr schnell,
daß er die unendliche, ewige Liebe, das Glück
der Liebe dort nicht finden konnte. Er war
sehr enttäuscht. Alles war relativ, vergänglich und illusorisch. Er suchte etwas
Unendliches, Absolutes, aber er suchte es in
einer sensoriellen, relativen und endlichen
Welt. Die Suche nach dem Unendlichen, Absoluten, Ewigen in der begrenzten, relativen und
endlichen Welt endigt immer in einer Tragödie:
Sie ist verlorene Zeit, verlorenes Leben. Das
ist die Magie der Liebe. Das ist die
amüsanteste Tragikomödie des Lebens.

Die Wissenschaft, die nur eine Schule des
Existenzialismus ist, sucht die "Konstanten".
Seit Epikur und Demokrit sucht man das "Atom",
die "konstante Einheit" der Materie und des
Lebens. Diese suchenden Atomisten wandelten
den Namen der Zeit in Zeit. Sie nennen heute
diese "Elementar-Teilchen": Proton, Neutron,
Elektron, Meson usw., aber das sind keineswegs Konstante. Nein, sie sind weit davon
entfernt...

Die ganze Welt sucht immer etwas Konstantes in dieser fließenden, nicht konstanten
Welt, etwas Unsichtbares, das vom existenziellen Standpunkt aus gesehen in der sichtbaren Welt nicht existiert, in dieser Welt,
die nichts anderes ist als eine Illusion,
die von anderen, täuschenden Gesichtspunkten

aus erzeugt ist. Hier liegt der Ursprung
aller menschlichen Tragödien. Das gleiche
gilt auch für das Geschlechtsleben. Wir denken nicht an denUrgrund der Sexullität, wir
suchen nicht nach der Quelle der Sexualität,
der Polarisation, die doch das A und O
unseres Universums ist. Das Universum selbst
ist sexuell. Es ist nicht asexuell. Die
Sexualität ist universell . Sie existiert
in allem und jedem.

Es ist unmöglich, die monistische Welt zu
erreichen, wenn man vom Dualismus ausgeht.
Im Gegenteil, man muß vom Monismus ausgehen,
wenn man die Welt des Dualismus erforschen
will. Man muß zuerst den Dualismus besiegen.
Zuerst muß der Monismus errichtet werden,
der verwirklicht werden kann, wie es die
Entstehungsgeschichte zeigt. Das gleiche gilt
für die Theorien eines Teilhard de Chardin
oder anderer Descartschen Systeme. Ist der
Ausgangspunkt dualistisch, ist es unmöglich
zum Monismus zu gelangen, der alles eint:
Materie und Nichtmaterie, Bekanntes und
Unbekanntes, Illusion und Wirklichkeit,kurz
das Sichtbare und Unsichtbare. Da diese
Philosophen dem "Sichtbaren" verhaftet waren,
verwarfen sie das, was unsichtbar ist, trotz
der Tatsache, daß ihr großer Meister Descartes
das "Cogito ergo sum", ich denke, darum bin
ich, das doch unsichtbar ist, entdeckt hat!
Das Gedächtnis, der Mechanismus des Urteils,
der Wille, die Treue, die fundamentale.
Grundlage unserer Existenz existieren und
sind bekannt trotz ihrer Unsichtbarkeit.

Auf jeden Fall ist die dualistische
Sexualität ein großes Geheimnis für den
modernen Gott, dessen Name "Wissenschaft" ist,
und der den allwissenden, allgegenwärtigen,

also allmächtigen, aber unmodernen G O T T ersetzt hat. Jedes Unglück, jede Krankheit, jede Tragödie, alle Probleme, alle Verbrechen des Menschen werden durch die vollkommene Unkenntnis der Sexualität und ihrer Gesetze: Der Dialektik, erzeugt.

Zusammenfassend glaube ich, daß das Wichtigste in dieser Welt, um ein immer glückliches Leben zu leben, ein Leben voll Leidenschaft, das immer amüsant ist (das ist etwas anderes als gut zu leben), ein Erschauen der grandiosen Ordnung des Universums ist, seines Einzigen Prinzips, des polarisierbaren Monismus. Das ist, oder vielmehr war, die Arbeit und das einzige Ziel der Kirche, aber man hat dieses Ziel vollkommen vergessen und aufgegeben. Die Kirche ist rituell, professionell und konventionell geworden. Zuerst fällt die Verantwortlichkeit dafür auf die griechische Kirche, dann auf die römische und endlich auf die gesamte westliche.

Kurz der Mensch ist blind geworden, er sieht, aber er versteht nicht. Der Mensch ist Existenzialist geworden. Er gibt vor, daß er das Recht hat, sich als "Existenzialist" zu erklären, das heißt zu erklären, daß nur der Blinde sieht, und die, die nicht blind sind, nicht sehen.

Die Sexualität schließt die Geheimnisse des Lebens, des Daseins, des Wesens, der Anpassungsfähigkeit ein und enthüllt sie. Sie besteht in den beiden Mächten Yin und Yang, welche gegensätzlich und ergänzend sind. Sie ist der Schlüssel, der alle Gegensätze in Ergänzungen verwandelt. Sie ist der Schlüssel des Königreiches des Friedens, der Freiheit und der unendlichen Gerechtigkeit.

Der Mann ist der Repräsentant von Yang,
die Frau von Yin. Der Mann ist positiv, aktiv,
angreifend, zerstörend, geizig, gierig nach
Besitz. Die Frau ist passiv, empfangend,
gehorsam, schöpferisch, begierig geliebt zu
werden, untertan und erobert zu werden. Der
Mann ist wild, die Frau raffiniert. Biologisch
gesehen ist sie dem Mann überlegen, auch
physiologisch. Der Mann kann lieben, die
Frau kann nicht ohne Liebe leben, nicht ohne
Bewunderung und Anbetung. Der Mann will alle
Frauen, die weiblich sind, lieben. Die Frau
wird sehr glücklich, wenn sie durch ihre
weiblichen Fähigkeiten den fähigsten, wagemutigsten, kühnsten und ehrgeizigsten Mann
angezogen hat und ihn beherrscht. Der Mann,
der nicht ehrgeizig, nicht abenteuerliebend
ist, gilt nichts. Er ist ein lebendes,
faulendes Tier: ein Sklave. Der Mann sowohl
wie die Frau wählen sich ihren Gefährten nach
ihrer eigenen Urteilskraft, die beeinflußt
oder beherrscht wird - immer und ohne Ausnahme - durch die entgegengesetzten Eigenschaften. Das ist das Gesetz der Verwandtschaft von Yin und Yang. (Neuntes Gesetz:
Die Anziehungskraft ist proportionell zur
Verschiedenheit der Komponenten Yin und Yang).

Das ist es, warum der Mann von der Frau
angezogen wird, das ist das Schicksal oder
das Karma, das am schwierigsten zu kontrollieren ist, es ist auch das leidenschaftlichste.
Der stärkste Mann liebt die sanfteste,
zerbrechlichste, schwächste Frau. Der Klügste
liebt die Törichste, die Dümmste, die
Unschuldigste. Der Zerstörer die am meisten
Schöpferische, der Reichste und der Schaffendste die am meisten Verschwenderische und die
Vergeudende. Der Gewalttätigste die
Gehorsamste. Das ist die lächerlichste

Befriedigung des Mannes.

Aber das ewige Glück besteht darin, zu lieben und zur gleichen Zeit geliebt zu werden. Der Stärkste und zugleich der Schwächste zu sein, der Klügste und doch der Unwissendste, der Reic hste und doch ein Verschwender. Darum müssen Mann und Frau entgegengesetzte Eigenschaften haben. Alles, was in dieser Welt existiert, besitzt diese Eigenschaften, da alles, was existiert, aus den zwei Geschlechtern zusammengesetzt ist. Gott ist das ideale Beispiel dieser geistigen Struktur: er erschafft alles, um alles zu zerstören. Der Aal hat Milliarden von Eiern, die von anderen Fischen gefressen werden. Der Mann bringt Milliarden von Spermien hervor, um ein Kind zu zeugen. Welche sterile Fruchtbarkeit!

Aber das ist doch ein Widerspruch, werden Sie sagen. Nein, keineswegs! Der Mensch ist ein Geschöpf voller Widersprüche. Seine Mentalität hat eine doppelte Struktur. Lieben und hassen sind Synonyme. Wie oft tötet der Mann die Frau, die er am meisten liebt!

Zuerst gesehen scheinen diese Bedingungen sehr schwer zu erfüllen zu sein, aber in Wirklichkeit sind sie sehr leicht und einfach, da die Welt geschaffen wurde und regiert wird durch diese beiden antagonistischen Kräfte. Es gibt weder ein vollkommenes Yin, noch ein absolutes Yang. (7. Gesetz.) Außerdem ist nichts identisch. "Lieben und geliebt zu werden ist das gleiche wie leben". "Der Klügste und der Dümmste zu sein, heißt Bescheidenheit". Der Mutige kennt das Wort "Mut" nicht, denn er weiß nichts von der Furcht. Wer die größten Reichtümer erwirbt, ist immer der größte Verschwender, er ist am Reichtum selbst nicht interessiert, er ist nicht daran gebunden. Er ist wie ein Mensch, der die Ordnung des Universums kennt, er ist das Abbild Gottes.

Lernen Sie zuallererst das Einzige Prinzip verstehen, wenden Sie es jeden Augenblick in Ihrem Leben an, leben Sie es.

Ich will Ihnen den Weg zeigen. Essen Sie, Mann und Frau, am gleichen Tisch, essen Sie die gleiche makrobiotische Nahrung - diese Ernährung ist, was Yin und Yang anbetrifft, die am meisten ausgewogene. Sie werden beide von Tag zu Tag glücklicher. Da nach der Ordnung des Universums die Frau alle 28 Tage eine bestimmte Menge Blut verliert (es ist die Verkörperung von Yang), wird sie jedes Mal mehr Yin als der Mann. Wenn Sie so rasch wie möglich die schönste und glücklichste Frau werden wollen, essen Sie niemals tierische Produkte, weil sie zu Yang sind. Mit Hämoglobin darf man eine so verfeinerte Konstitution, wie die der Frau, nicht ernähren. Tierische Produkte darf allein der Mann essen, weil er von Natur viel wilder und gröber ist.

Wir sind wirklich und wahrhaftig nur das, was wir essen, das was wir assimilieren. Die Sexualität ist die allerwichtigste und allerfeinste Eigenschaft des Mannes, sie ist die höchste Schönheit, die Blüte seines ganzen Wesens, und sie hängt einzig von seiner Ernährung ab. Die Kuh und das Pferd - typische Vegetarier - sind hundertprozentige Pazifisten, sie sind fügsam und gehorsam. Sie verbringen ihr Leben, indem sie ausgenutzt werden - und sie endigen als "Beefsteak" oder als Bekleidungsstücke. Es fehlt ihnen Yang. Sie sind bedingungslos gehorsam, wie die Hunde von Pawlow. Man darf den Menschen niemals mit dem völlig anders beschaffenen Tier, das keine hohe Urteilskraft besitzt, vergleichen.

Ißt man immer nur Rohkost, wie die Kuh und das Pferd, und wird man in der Jugend mit der Milch eines versklavten Tieres ernährt, dann wird man unabwendbar zum Milchbruder des Kalbes. Man wird sein ganzes Leben wie ein ausgebeutetes Tier verbringen, man wird ein "Bezahlter", ein "Angestellter" oder ein "Beamter", der dem Diktator "Geld" treu dient, da seine Urteilskraft immer auf der mechanischen und blinden Stufe bleibt. Seine Urteilskraft ist dann nicht höher als die seiner Mutter oder seines Milchbruders, des Kalbes, oder des Grases, das einzig und allein dazu bestimmt ist, der Ernährung anderer Tiere zu dienen.

Wenn man sich viel von tierischen Produkten ernährt, erlangt man mehr und mehr die Eigenschaftn von Tieren, was die Urteilskraft anbetrifft - man hat das Betragen eines Fleischfressers, eines Blutsaugers, Blutegels, eines Bandwurmes oder eines Wolfes. Anomale Erscheinungen sind dann die Folge: Krankheiten, Verbrechen, Streit, Kämpfe, Totschlag, endlich Kriege, die charakteristisch für den toll gewordenen Menschen sind.

Jeder Mensch ißt, aber nur wenige wissen zu essen. Einzig und allein diejenigen, welche im Einklang mit dem grandiosen Ordnungsaufbau des Universums zu essen verstehen, können ein glückliches Leben haben. Unglück kommt über die, die das nicht wissen! Sie sind gezwungen, das Leben von Galeerensklaven zu führen, sie sind verdammt in alle Ewigkeit. Anomale Sexualität ist ein Symptom unter anderen. Die Homosexualität und Hermaphrodismus, gleich ob es sich um echten oder unechten handelt, sind im Westen sehr verbreitet. Vielleicht tausendmal mehr als im Osten. Das ist das sexuelle Leben von Sklaven oder Galeerensträflingen. Es ist die Krankheit der blinden Urteilskraft, die schlimmer ist als die irgend eines Tieres, eines Insektes.

Normales sexuelles Verlangen ist das stärkste Verlangen des Menschen nach dem Hunger nach Nahrung. Man lebt einzig durch den Hunger, genießt unendlich, was das sexuelle Verlangen erzeugt: physiologischer Hunger und biologischer Hunger. Es ist sehr schwierig, diesem doppelten Gefängnis zu entfliehen; "gefräßiger Hunger und sexueller Hunger".

Allein, wer den Schlüssel besitzt, der "Ordnung des Universums" heißt, kann sich retten und die unendliche Freiheit erlangen. Die anderen sind dazu verurteilt, Geld zusammenzuraffen, sie müssen arbeiten, ihr ganzes Leben lang, um ihren physiologischen und sexuellen Hunger zu stillen.

Die Arbeitsbiene! Welch unglückliches Los! Soll sich der Mensch damit zufrieden geben, sein ganzes Leben lang seinen Magen zu füllen und seine sexuellen Wünsche zu befriedigen? Wenn man einen anomalen sexuellen Hunger hat, ist man weder Mensch noch Tier. Der Homosexuelle und der Asexuelle sind Geschöpfe mit tragischem Geschick. Die Literatur des Westens hat dafür viele Beispiele: "Das Bild des Dorian Grey", die "Geschichte des Marquis de Sade".

Heilen Sie die anomale Sexualität durch strenge Makrobiotik. Sollten Sie mit der Liebe des Tieres lieben, mit derjenigen der ersten Stufe der Urteilskraft, die blind und mechanisch ist, entwickeln Sie diese auf die zweite Stufe der Urteilskraft, auf die vom Gefühl bestimmte. (Auch diese wird noch tragisch enden, wie es das Beispiel von Maupassant zeigt.) Dann entwickeln Sie sie auf die dritte Stufe, die sentimentale, sie wird mit Halluzinationen enden. (Biographie von Stefan Zweig.) Beeilen Sie sich, daß Ihre Liebe bis zur intellektuellen anwächst, dann zur sozialen Liebe, zur ideologischen. Viele Biographien von Weisen, Revolutionären, Revormatoren geben dafür Beispiele. Steigen Sie endlich bis zur siebenten Stufe der Urteilskraft empor: die höchste Liebe, die unendlich und ewig ist, durch die Sie allein das ewige Glück und die unendliche Freiheit finden.

Unmenschlichkeit, Tiersein, Mensch, Übermensch..... Der Weg zum Glück ist lang und der einzige praktische Führer dahin ist die Makrobiotik nach dem Einzigen Prinzip.

» Schriften «

Fast sämtliche Bücher sind in Englisch, Deutsch, Französisch und Japanisch erhältlich. Die Bücher Ohsawas verlangen ein eingehendes Studium, ohne das man sie nicht verstehen und die Tiefe Ihres Inhalts nicht ermessen kann.

"Kurzer Abriß der Medizin des Fernen Ostens"

"Wunder der Diätetik"

"Makrobiotische Ernährungslehre nach Ohsawa"

"Lima Ohsawa Kochbuch"

"Zen Makrobiotik"

"Die fernöstliche Philosophie im nuklearen Zeitalter"

"Krebs und die fernöstliche Philosophie der Medizin"

"Jack und Mitie"

"Praktischer Leitfaden der makrobiotischen Heilkunde des Fernen Ostens"

"Akupunktur-Buch"

"Lebensglück mit Biocode"
(Zweimonatsschrift im Jahresabonnement und Einzelexemplare aus älteren Jahrgängen)

Sämtliche Bücher können Sie beziehen bei
   JIRO NAKAMURA · OHSAWA-ZENTRALE
   Münsterstraße 255, 4000 Düsseldorf 30,
und bevor Sie die Ohsawa-Diät versuchen, lesen Sie bitte auch unseren ausführlichen Prospekt gut durch - nicht etwa wegen unseres Warenangebotes, sondern um in Ihrem Interesse alle denkbaren Krisen zu umgehen, denn dieser Prospekt enthält alle dafür nötigen Anweisungen usw. Um etwaigen Mißverständnissen vorzubeugen, zu denen es durch Herrn Ohsawas asiatische Ausdrucksweise kommen könnte, haben wir diesen Prospekt geschaffen, der kostenlos ist.